Sven Heuchert

Alte Erde

SVEN HEUCHERT

ALTE ERDE

ROMAN

Ullstein

»There are some who can live without wild things and some who cannot.«

Aldo Leopold

»Hier ist das Schweigen im Walde heimisch, das Schweigen, das aus tausend kleinen Stimmen gewebt ist, das flüstert und tuschelt und raunt und kichert, murrt und knirscht, das den einen so ängstigt und den anderen so beruhigt.«

Hermann Löns

»And always there was a cold place inside me, like frost on the shaded north side of the barn roof – a cold place that never melted, no matter how bright the day.«

Jim Wayne Miller

1
BISCH

Ich wartete in der Dämmerung. Leise. Achtsam. Lauschte jedem Windstoß, der durch die Halme strich. Jedem Zweig, der umknickte. Immer wieder ließ ich den Blick über die gleichförmigen, gleichfarbigen Felder gleiten. Stunden vergingen. Schatten wurden länger. Der Sonnenuntergang verfärbte den Himmel, bis das Mondlicht alles in nächtliches Blau tauchte.

Ich hörte seine Schritte auf dem trockenen Gras. Aus der Ferne wirkte er wie ein kleiner Hund. Dann erkannte ich die Lunte und das Schnüren, den typischen, eng geführten Trab. Als ich anlegte, schlug ich mir den Kammerstängel gegen das Jochbein. Ich spürte den Schmerz nicht. Ich verfolgte den Fuchs, der sich dunkel vorm Maisfeld abzeichnete. Mein Zeigefinger zitterte, als ich ihn auf den Abzug legte.

Das Gefühl vor dem Schuss, bei Ansicht, wie das Tier dasteht, ruhig und stolz, nichts von seinem Schicksal ahnend – dieses Gefühl ist mit hohem Fieber vergleichbar. Der Körper reagiert mit Zittern, Hitzewallungen, mit Übelkeit. Der Geist ist jedoch auf eine seltsame Art und Weise hellwach. Die Sinne geschärft. Wenn die Kugel den Lauf erst einmal verlassen hat, wird sie keiner zurückholen. Die ganze Aufregung, das Körperliche – all das legt sich in der Sekunde, in der du den Abzug betätigst. Eine entschlossene Bewegung. Danach kannst du nichts mehr am Geschehen ändern. Du wirst ruhig, atmest aus. Ein Gefühl der Erlösung bringt alles wieder ins Gleichgewicht. Zielen, repetieren, das ist kalt, technisch. Eine Abfolge erlernter Tätigkeiten. Aber sich ein Leben zu nehmen, daran ist nichts kalt, nichts technisch.

Als ich vor dem Fuchs stand, auf den blutverschmierten Balg hinabblickte, wie er da ausgestreckt im halbhohen Gras lag, die Augen noch offen, da fühlte ich mich so einsam wie nie zuvor. Ich wendete den Blick ab. An den Eiben, die am Feldrand standen, hingen schon die Arilli – kleine, fruchtig rote Blütenperlen. Ein scharfer, stechender Gestank stieg mir in die Nase – der Fuchs, der Blase und Drüsen das allerletzte Mal entleert hatte. Mein Vater legte mir seine Hand auf die Schulter, ich hatte ihn nicht kommen gehört. Wir standen eine Weile schweigend da, bis er den Fuchs an der Lunte hochhob und wegbrachte.

Ein paar Stunden später rief er mich ins Wohnzimmer. Auf dem Tisch stand eine Flasche, in der sich eine grüne Flüssigkeit befand. Er schraubte den Verschluss ab, goss zwei Schnapsgläser voll und nickte mir zu. Den Geschmack werde ich nie vergessen: wie das Luftholen auf einer blühenden Sommerwiese. Porst, damit sei der Schnaps gemacht, eine Pflanze, die besonders gut in Moorgebieten gedeihe und über deren Wirkung man nicht endgültig Bescheid wisse. Bevor er mich aus dem Zimmer schickte, sagte er noch: *Wo der erste Vogel des Morgens hinfliegt, wo der Wind herkommt, wo die Spitze deines Messers hinzeigt – an dem Punkt, wo sich diese drei Linien überschneiden, wird der Fuchs erscheinen.*

In dieser Nacht hatte ich einen Traum: Aus meinen Fingerknochen wuchsen Sprossen, deren Bündel sich um meine Arme, dann um den ganzen Körper legten. Sie trugen mich aus dem Fenster hinab in die Erde. Wurzeln durchdrangen meine Haut, bohrten sich ins Fleisch, zogen mich tiefer und tiefer. Ich wachte auf, und für einen Moment glaubte ich, das vom Blut noch nasse Fell am Gaumen zu spüren. Als würde ich den Fuchs aus mir herauswürgen, ihm so neues Leben einhauchen.

Über die Jahrzehnte hinweg habe ich unzählige Füchse erlegt. Ich sehe sie alle vor mir: eine lange Strecke aus Balgen und erloschenen Raubtieraugen. Doch nie fühlte es sich so an wie bei diesem einen, bei diesem ersten Fuchs. Das klopfende Herz. Der Schuss. Die Stille danach. Das Begreifen des Todes. Die Einsamkeit, die einen dabei überkommt. Vielleicht sucht man bei jeder Jagd immer wieder nach diesem einen Gefühl.

Das rote Licht des Anrufbeantworters blinkt. Ich weiß, dass es Ringhofer ist. Ich habe die Nachricht mitgehört, die er aufs Band gesprochen hat. Meine Hand lag schon auf dem kalten Plastik des Hörers, aber ich konnte nicht abnehmen. Umgehend solle ich mich bei ihm melden, es sei dringend, sagt er mit dröhnender Stimme. Jagdgäste. Er wird Jagdgäste bringen. Menschen aus den Städten jenseits des Tals, denen er die Vertragsunterschrift für ein lukratives Geschäft schmackhaft machen will. Es ist alles sehr einfach. Nach dem Ausleben des Beutetriebs fallen Verhandlungen leichter. Es wären nach langer Zeit die ersten Gäste.

Früher kamen sie mehrmals im Jahr. Aus Frankreich, der Schweiz, den Vereinigten Emiraten. Kapital vermehrt sich auf der ganzen Welt. Globalisierung. Ringhofer hat die Parzellen vor einem Vierteljahrhundert zu einem günstigen Preis erworben. Seitdem kümmere ich mich darum, als wäre es mein eigenes Land. Jahre sind gekommen und gegangen. Nichts hat sich geändert. Geschäfte werden immer noch von Menschen abgeschlossen, die sich beeindrucken, beeinflussen lassen. Die Vertrauen benötigen. Ringhofer weiß, wer gemeinsam mit ihm einen Rothirsch erlegt hat, der wird nicht zögern.

Es ist sechs Uhr morgens. Ich lösche die Nachricht vom Anrufbeantworter und sehe aus dem Küchenfenster. Morgenletzt. Feiner Dunst über den Baumkronen. Einmal, es ist schon lange her, stiegen von der Wiese vor dem Haus Glühwürmchen auf. Pulsierende Lichtpunkte, die sich von den Spitzen der Grashalme lösten. Es müssen Abertausende gewesen sein.

2

Wallhecken friedeten die Felder seitlich der Straße ein. In den Schlaglöchern stand Regenwasser. Krähen hockten auf Oberleitungen.

Sie hatten vor einer halben Stunde die Stadt verlassen. Thies hielt sich an das Tempolimit. Nach dem Ortsschild Vierheilig trat er aufs Gas und überholte einen Kieslaster. Er warf einen Blick auf den Koffer, der zwischen ihren Schenkeln stand. Sie hatte beide Hände über den Griff gelegt.

»Weiß nich', was ich davon halten soll«, sagte sie und zündete sich eine Zigarette an. »Ich glaub, das ist 'ne beschissene Idee.«

»Die sehen, dass wir frisch sind, egal, wo wir hingehen.« Er nahm ihr die Zigarette aus der Hand, machte einen Zug und schnippte sie aus dem geöffneten Seitenfenster. »Plappern hier, plappern da, eins führt zum anderen, glaub mir. Bei Lüghausen, da hat so 'n Typ mit mir an der Säge gestanden, kein Dummer, wollte hoch hinaus, hat aber alles nicht so geklappt, war nichts mit großer Karriere, und dann isser eben auf 'n anderen Trichter gekommen.« Er fingerte eine neue Zigarette aus der Schachtel und nahm das Feuerzeug vom Armaturenbrett. »Hat mit 'nem Belgier zusammen Geldautomaten gesprengt, Gas reinlaufen lassen und gib ihm – lief gut, die hatten's raus, wann und wo, wie man am besten wegkommt, Tour durch die Provinz, knapp zweihundert Riesen rumgekommen.« Er grinste. »Ist mit seiner Hübschen nur noch in die feinsten Restaurants, richtig auf die Kacke hauen, Schampus für paar Hundert Euro ... Gab dann Ärger wegen 'ner Rechnung, kleine Sache, er aber direkt Laschen verteilt, und was machen die Flachwichser? Rufen die Schmier an, und 'n Tag später stehen die bei dem vor der Tür. Der die Bude voller Kram, Fernseher, Klamotten, alles nagelneu verpackt, das Zeug ist richtig Kohle wert, und die Bullen sind auch nicht ganz dumm. Stellen Fragen, weil offiziell isses 'n Hartzer, und dann finden die in der Küche Propangas und Acetylen, und so 'n Zeug haste nicht einfach so rumstehen, nicht in der Menge jedenfalls. Ende vom Lied ist, die buchten den für 'n paar Jahre ein.« Er schüttelte den Kopf. »Dummheit ist das. Brauchst nur die Füße stillhalten. In paar Wochen reden die Leute über irgend 'n anderen Scheiß, da jagt sich 'n abgedrehter Kanake aufm Weihnachtsmarkt hoch.«

Sie griff nach den Zigaretten, klappte die Schachtel auf und tippte auf die Filter. »Was ist das für 'n Typ, dein Bruder?«

»Hat paar Jahre in 'ner Hütte am See gelebt, ohne Strom, ohne alles. Weiß keiner genau, was der da draußen gemacht hat. Zu Gott gefunden vielleicht. Mutter wurde krank, da isser zurück.« Er wendete den Blick kurz von der Straße ab und sah sie an. »Das Letzte, was ich gehört hab, ist, dass er's 'nem Oberarzt lang und dreckig besorgt hat.«

»Warum das?«

»Hat Mutter gesteckt, dass sie's nur noch 'n halbes Jahr macht. Hatte Karlchen Glück, 's gab nur Bewährung, weil er vorher 'n unbeschriebenes Blatt war.«

Sie schüttelte den Kopf. »Noch 'n Irrer.«

»Steck das Ding weg«, sagte er und nickte Richtung Koffer. »Nachher geraten wir in ’ne Verkehrskontrolle.«

»Verkehrskontrolle? Hier?«

»Ich hab gesagt, steck das Ding weg.«

Sie stellte den Koffer in den Fußraum.

Nach einem Weiler, der aus windschiefen Fachwerkhäusern und einer verfallenen Papiermühle bestand, hielt er am Straßenrand. »Gib mir den Koffer.«

Sie sah ihn an und leckte sich über die Lippen.

»Mach nich’ rum.« Er lehnte sich über den Beifahrersitz und griff zwischen ihre Beine. »Gib’ mir einfach den Koffer.«

Sie beobachtete ihn im Rückspiegel und schaltete das Radio an. Ein Moderator verlas die Nachrichten. Seine Stimme klang vertraut. Thies schlug den Kofferraum zu, setzte sich hinter das Steuer und startete den Motor. Dann schaltete er das Radio aus.

3
THIES

Das erste Mal hab ich sie an der Theke vom Stüffje gesehen. Sie saß hinten in der Ecke, wo die Fußballwimpel hängen, gleich neben dem Zapfhahn. Sie ist mir direkt aufgefallen, wie sie so dasaß und alles. Die Tresenschwalben, die sonst da rumhängen, wirkten billig gegen sie. Zu viel Schminke, und dann die Hände. An den Händen kannst du 's sehen, da nutzt kein Nagellack und keine Creme mehr was. Die Hände sagen dir alles, was du wissen musst. Keiner hält es lange bei denen aus. Ist nicht so, dass ich nicht mit einer von denen auch schon was am Laufen hatte – ist schließlich der Grund, warum die am Tresen sitzen. Weil sie 'n Schwanz abgreifen wollen, da kann jeder sagen, was er will. Denen brauchst du jedenfalls keine Lügen erzählen. Und wenn du genug getankt hast, dann gehst du mit denen mit, aber wenn du fertig bist, fühlt es sich nie richtig an. Nie so, wie es sein sollte nach 'nem Fick. Bei Monique, da war's was anderes. Wie sie dasaß, die Zigarette hielt. Wenn sie einen Zug machte, spreizte sie den kleinen Finger ab. Dann hat sie dich durch den Dunst angesehen. Mich hatte 'ne Frau noch nie so angesehen. Als wäre ich der einzige Mann auf der Welt. Ich hab sofort geschnallt, dass sie was Besonderes is'. Keine von denen, die drauf warten, dass sie für dich die Schere machen dürfen.

4

Wouter Bisch schob die Gardine zur Seite. Die Sommerlinde neben der Einfahrt warf erste Schatten im dunstigen Morgenlicht. Raureif glitzerte auf den Wiesen vor dem Haus. Er betrachtete den verschwindenden Abdruck seiner Hand auf dem Fensterglas.

Das Wasser kochte. Er nahm den Topf vom Herd und schraubte den Verschluss von der Kaffeedose. Einen Fingerbreit Pulver. Sprudelnd heißes Wasser bis zum Eichstrich. Dann hob er ihre Tasse aus dem Spülgitter und sah auf die Postkarte, die mit einem Magnetpin an der Kühlschranktür befestigt war. Die Buchstaben sauber und gerade hintereinander aufgereiht. Den Text kannte er auswendig.

Ich schreibe euch aus Tiflis. Morgen geht es weiter nach Ushguli. Wir werden die Route durch die Südwand nehmen, wie wir es geplant hatten. Wir sind gut vorbereitet.
Ich denke an euch
Marius

Er zog die Karte unter dem Pin hervor. Die Vorderseite zeigte ein zerfurchtes Bergmassiv. Hinter dem überwechteten Firngrat das Glühen eines Sonnenuntergangs. Die Ecken der Karte waren geknickt. Das Papier hatte den Glanz verloren. Er schloss die Augen, spürte das Gestein unter den Händen, sah das Eis, das sich vor ihm auftürmte. Als er die Augen wieder öffnete, hatte sich nichts verändert. Er drehte die Postkarte um, schob sie unter den Pin und gab Sahne in den Kaffee. Dann stieg er langsam die Treppe hinauf. In den Räumen oben war es stickig. Die Luft roch nach getragener Wäsche. Sämtliche Fenster waren verschlossen. Jalousien zugezogen. Bisch wartete auf der letzten Stufe, bis sich seine Augen an die Dunkelheit gewöhnt hatten.

Ihre Silhouette zeichnete sich unter der Decke ab. Das lange Haar lag in Strähnen auf den Kissen. Ihr Gesicht eine konturlose Fläche im Halbdunkel. Er stellte die Tasse auf dem Nachttisch ab und blieb neben dem Bett stehen.

»Ich bin wach.«

Er streckte seine Hand aus, ließ sie auf ihrer Hüfte liegen. Sie zog sich die Decke über die Schultern.

»Hier, trink erst mal …«

»Musst du raus?« Sie schob sich ein Kissen in den Nacken und umschloss die Tasse mit beiden Händen.

»Ich muss nach den Fallen sehen.«

»Nimmst du Avon mit?«

Er streichelte ihren Unterarm. »Muss ich nicht.«

»Gut«, sagte sie leise und starrte in die Dunkelheit.

Unten im Arbeitszimmer öffnete er das Fenster über dem Schreibtisch und blickte über den flach abfallenden Hang auf die weitläufige, L-förmige Wiese, die das Haus umgab. Am Ende der Wiese begann der Wald. Zuerst Dickungen, deren Zweige bereits ein geschlossenes Kronendach bildeten, danach stärkeres Baumholz. Bisch atmete die kalte, klare Luft, spürte sie auf Brust und Nacken. Nachdem er das Fenster geschlossen hatte, setzte er sich in den Ledersessel und zog die Schublade auf. Das in braunes Nubuk gebundene Fotoalbum war der einzige Gegenstand, den er noch aufbewahrte. Er schlug die erste Seite auf und las die Widmung. Ein paar Minuten lang starrte er auf die Schrift. Dann klappte er das Album zu, stand auf und zog seinen Schlüsselbund aus der Westentasche.

Der Doppelbartschlüssel war fast so lang wie eine Handkante. Er öffnete den Waffenschrank, nahm den Drilling aus der Halterung, überprüfte Sicherung und Rückstecher. Die Munitionskiste stand im Regalfach neben den Kurzwaffen. Er füllte seine Umhängetasche mit Schrotpatronen und Flintenlaufgeschossen, schulterte die Waffe und verschloss die Tür zum Arbeitszimmer.

Als er aus der Hintertür trat, begann Avon zu bellen. Bisch blieb vor dem Zwinger stehen und legte eine Hand auf die vom Regen nassen Kettenglieder. Der Hund lief über das kurz geschnittene Gras bis vor die Absperrung.

»Nein, heute nicht«, sagte er und öffnete die Gittertür. Er streichelte das Fell, umfasste die Behänge, spürte die feuchte Schnauze an den Fingern. Er blickte hoch zum Schlafzimmerfenster. Kein Licht. Avon wedelte mit dem Schwanz. Bisch schüttelte den Kopf, tätschelte dem Hund noch einmal die Flanke und verschloss den Zwinger wieder.

Der Defender stand inmitten einer Pfütze, die durch den Starkregen der vergangenen Tage tiefer geworden war. Er ließ die Fahrertür offen und schob den Drilling in die Gewehrhalterung am Rücksitz. Dann griff er in das Fach unter dem Armaturenbrett und schraubte den Verschluss von seinem Flachmann. Das süßliche Aroma kubanischen Rums stieg ihm in die Nase. Er nahm einen kleinen Schluck, behielt die Flüssigkeit so lange am Gaumen, bis sich die Schärfe auflöste. Mit zittrigen Händen startete er den Motor, bog langsam in die Schotterstraße ein und warf den Flachmann aus dem Seitenfenster. Das Haus lag immer noch in vollkommener Dunkelheit da.

5
MARGOT

Ich warte, bis die Geräusche des Motors so leise werden, dass ich sie nicht mehr höre. Bis sie im Tal verklingen. Wouter glaubt, dass ich die Hoffnung aufgegeben habe. Es klingt wie Hohn in meinen Ohren. *Ich mache weiter.* Doch das Weitermachen erschöpft, es erschöpft mich so sehr, und das ist es, was er nicht versteht. Dass es mir die letzte Kraft raubt. Am Ende bleibt nur der schwarze Abgrund der Nacht. Schlaf fühlt sich gerecht an.

Er schließt die Tür zu seinem Arbeitszimmer immer zweimal ab. Die Ersatzschlüssel hat er mir schon vor Jahren gegeben, er wird es längst vergessen haben. Im Zimmer ist es dunkel und kühl. Ich setze mich auf den Sessel hinter dem Schreibtisch. Das Leder ist hart. Die Tischplatte fast leer. Ein Bilderrahmen mit der Miniatur eines Tom-Thomson-Gemäldes. Daneben ein Füllfederhalter und ein zerlesenes Exemplar von Ortega y Gassets *Über die Jagd.*

Ich schließe die Schublade auf, nehme das Fotoalbum an mich. Als ich die pergamentene Trennseite umblättere, fällt ein Polaroid heraus, das in die Bindung geklemmt war. Darauf zu sehen ist Marius. Er steht neben einem mit Flaggen geschmückten Gipfelkreuz. Warmes Sonnenlicht scheint auf sein Gesicht. Ich weiß nicht, wer die Aufnahme gemacht hat. Zu dem Zeitpunkt war er zwanzig Jahre alt. Auf dem weißen Rand des Polaroids steht in sauberen Druckbuchstaben: GIPFELGLÜCK. Ich fahre mit den Fingerspitzen die dünnen Linien nach. Das Wort ist fast verblasst. Nein, leichtsinnig war er nie.

Ich stecke das Polaroid zurück. Sehr lange wollte ich nicht wissen, wohin er geht. Wo er sich befindet. In welchem Land. Auf welchem Berg. Es kam mir wie ein schlechtes Omen vor. Als könnte dieses Wissen etwas verändern. Als hätte es die Macht, ein Unwetter heraufzubeschwören, eines der Seile reißen zu lassen. Ich habe diese Bilder schon so oft angesehen. Es sind Augenblicke des Triumphs. Die letzte Station eines Wegs voller Verzicht und Zweifel. Marius lebte für diese Momente. Ich erkenne es an der Klarheit in seinem Blick.

Er hat nie mit mir darüber gesprochen. Wie es sich anfühlt, auf einem dieser Gipfel zu stehen. Warum er tut, was er tut. Du musst es selbst erleben, sagte er, wenn ich ihn gefragt habe. Ich habe nicht oft gefragt. Jeder Mensch braucht diese eine Sache, die er mit niemand anderem teilt, die ihm ganz allein gehört. Davon bin ich fest überzeugt. Doch jetzt, in diesem Moment, wünsche ich mir so sehr, dass ich mehr darüber wüsste. Mehr über Gipfel. Mehr über Marius, meinen eigenen Sohn. Ich versuche, es mir vorzustellen. Schneidend kalte Luft. Das Einatmen schmerzt in den Lungen. Klettereisen. Schnee. Schmelzendes Eis. Ich spüre, wie sich meine Muskeln anspannen, wie mir das Blut heiß in den Kopf schießt.

Ein letzter Streifen Dunkelheit trennt mich noch vom helllichten Tag. Was macht noch Sinn? Gestern bin ich mitten in der Nacht aufgewacht. Ich war mir sicher, dass ich ihn gehört habe. Wie er leise die Hintertür aufschließt, durch den Flur schleicht und sich in seinem alten Zimmer ins Bett legt.

Der Raum war kalt und leer. Das Bett gemacht. Ich habe mich auf die Decke gelegt, meine Nase in das Kissen gepresst, seinen Geruch in mich aufgesogen. Ein Rest davon ist noch da.

6

Die Luft roch nach nassem Stein und aufgewühlter Erde. Mit Planen abgedeckte und mit Autoreifen beschwerte Berge aus Zuckerrüben lagen auf den Feldern. Der Wald hinter der Kreuzung war gerodet worden. Eine lange Fläche voll nackter Stümpfe. Scharfer Wind trieb Wolken über das Land.

Thies bog von der asphaltierten Straße in den Schotterweg ab. »Dahinten«, sagte er und zeigte auf ein zweistöckiges Haus, das auf einem ebenen Landstrich zwischen zwei Maisfeldern lag. Auf den Dachziegeln schimmerte der Grünspan. Sie sank in den Sitz. »Sieht ja verlockend aus.«

Auf der Fettwiese vor dem Haus stand der Hahnenfuß gut einen Meter hoch. Werbeprospekte ragten aus dem Briefkastenschlitz. Er hielt an und stieg aus. Nach ein paar Schritten blieb er stehen und drehte sich um.

Sie lehnte sich aus dem Seitenfenster. »Was ist los?«

»Nichts«, sagte er. »Gib mir nur ’n paar Minuten.«

Im ersten Stock stand ein Fenster offen. Der Stoff der Vorhänge bewegte sich träge im Wind. Holzscheite lagen im Schlick. Von den Treppenstufen fehlte die mittlere. Auf dem Klingelschild stand kein Name mehr. Er klopfte. Nichts. Er legte die Hand auf den Türknauf, der sich feucht und kühl anfühlte. Es war nicht abgeschlossen. In der langen Diele, die hinter der Tür folgte, ragten abgebrochene Nägel aus den Wänden. Auf der nikotingelben Tapete bildeten die Umrisse der Fotorahmen, die dort einmal gehangen hatten, ein wildes Muster. Im Vorbeigehen warf er einen Blick in die Küche. Der Herd und die Oberschränke waren mit einer Rußschicht überzogen.

»Wie lange warste nicht mehr hier?« Karl lehnte im Türrahmen am Ende der Diele, eine brennende Zigarette im Mundwinkel, das Flanellhemd bis zum Bauchnabel aufgeknöpft.

»Vierzehn Jahre.«

»Vierzehn Jahre keinen Mucks.«

»Hast dich nicht verändert.«

Neben dem Kamin lagen die Überreste eines Einbauschranks. Karl hob ein Stück Holz vom Boden auf und warf es in einen Weidekorb. »Hast die Arbeit an der Säge geschmissen?«

»Hab was Besseres.«

Die Brüder sahen schweigend aus dem Fenster.

»Wollen hier alles plattmachen«, sagte Karl dann. »Soll was Großes hinkommen – Zentrallager, so nennen die das. Rund um die Uhr malochen. Waren, Versand, alles zusammen, damit sie die armen Schweine besser kontrollieren können.« Er öffnete eine Kühlbox, die auf dem Kaminsims stand und nahm zwei Flaschen Sester heraus. »Und hier, genau hier soll die Zufahrt hinkommen, durch 'ne Unterführung auf 'n Parkplatz.« Er öffnete die Flaschen mit der Kante seines Feuerzeugs.

Thies nahm einen Schluck. »Haben sie dir 'n Angebot gemacht?«

»Sogar 'n verdammt gutes.« Karl hielt die Flasche gegen das Licht. »Wollten nich' lange rummachen. Dem dicken Knott hattense noch mehr geboten, weil sie die Parzelle unten vor der Kreuzung brauchen. Und das Großmaul, der hat gleich den großen Reibach gewittert und sich überall verplappert«, sagte er und schüttelte den Kopf. »Mirko hat'n gefunden, ist dem sein Jüngster. Saß tot vor der Flimmerkiste, mit'm Sauerstoffgerät noch überm Kopp. Musste dir mal vorstellen. Bleibt dem einfach die Pumpe stehen. War nix mehr mit Kohle abgreifen. Jetzt freut sich eben dem seine Brut.« Er schloss die Augen. »Schon alles platt da drüben.«

»Den Wald habense auch gerodet. An der Straße den.«

Karl zuckte mit der Schulter. »Vor drei Wochen kamen die. Mit Baggern, das musst du gesehen haben. Gab kurz Staub, da hatten die alles abgeräumt, als hätt hier nie was gestanden.«

Thies nahm noch einen Schluck, spürte, wie die Lippen taub wurden. Karl stand vor ihm, die Flasche auf Hüfthöhe, den Daumen der anderen Hand in den Hosenbund gehakt. Seine Augen blau und klar wie Wasser. »Aber scheiße, nein. Verkaufen hätte ich nicht gekonnt.«

»Was drauf geschissen.«

Karl stellte die Flasche auf das Fenstersims und nahm die Mütze vom Kopf. »In der Stadt geh ich doch vor die Hunde.«

»Dann schlachtest du immer noch Schweine.«

»'s Einzige, was ich kann.«

Thies blickte aus dem Fenster. Der Rasen im Hinterhof war versandet. Tüten voller Tonmehl standen auf einer vom Regen aufgeweichten Bierbank. Ein schiefer Verhau am Rand des Zauns, die Paneele dunkel wie nach einem Brand.

»Ja«, sagte Karl. »Hab mich nicht so ums Haus gekümmert, wie ich's gesollt hätte. Hatte andere Dinge zu tun.« Er tippte mit dem Zeigefinger gegen den Flaschenhals. »Kann dir auch nur die Plörre hier anbieten. Hab fast nie was im Haus. Aber bei Katulski geht die erste Runde auf mich.«

»Gibt's den Polaken noch?«

»Hundert Jahre alt, der Mann.«

Thies sah den kleinen, dürren Mann vor sich. Schlupflider, Hakennase und vom Fett glänzende, feingliedrige Hände. Das kohlschwarze Haar mit Brisk zu einer Tolle gekämmt. Serviert wurde auf großen, weißen Tellern, deren Spiegel blank und zerkratzt waren. Die Spezialität des Hauses waren gewässerte Schweinenieren, in Würfel geschnitten, dazu gedünstete Zwiebeln, Kartoffelpüree und braune Soße. Über allem hing der Geruch von Wacholder, Lorbeerblättern und Zinn 40.

Sie räusperte sich und schmiss ihre Lederjacke auf den einzigen Stuhl im Raum. »Hab gedacht, ihr beiden hattet genug Zeit füreinander. 'ne Dame lässt man nicht warten. Oder hat dein Bruder keine Manieren?«

»Manieren?« Karls Blick blieb an dem Stück nackter Haut hängen, das ihr Top frei ließ. »Manchmal vergess' ich die.«

Sie stellte den Fuß auf das Fenstersims und nahm Thies die Flasche aus der Hand.

»Ja«, sagte Thies. »Monique.«

»Monique ...« Karl setzte sich die Mütze wieder auf. »Siehst aus wie 'ne Körnerfresserin.«

»Nein, ich mag's blutig.«

»Hier musst du nehmen, was kommt.«

Sie strich mit den Fingerspitzen über Thies' Wange. »Man hat immer 'ne Wahl.«

Karl sah zu Thies. »Hattest du 'ne Wahl, als du dich hier verpisst hast?«

»Man hat immer 'ne Wahl«, wiederholte Monique.

»Bei Katulski geht die erste Runde auf dich.« Thies nahm ihr die Flasche aus der Hand und stellte sie auf den Kaminsims. »Gibt's den Admiral noch?«

Der blaue Lack war stumpf geworden. Das Seitenfenster hinten rechts mit einer Plastiktüte zugeklebt. Karl beugte sich über den Sitz und zog den Knopf der Beifahrertür hoch. Die Scharniere knarrten beim Öffnen. Thies ließ Monique auf die Rückbank steigen.

»Riecht wie damals«, sagte er und stach mit dem Finger in den nikotingelben Himmel.

»Drei Schachteln Boston am Tag«, sagte Karl. »Mutter hat die Dinger gefressen. Am Ende musste ich ihr Feuer geben, ist ja auf beiden Augen blind geworden.«

Thies fuhr mit dem Daumen über das aufgeplatzte Leder des Sitzbezugs. Karl startete den Motor und schob eine Kassette in das Deck. Blues ertönte aus den Boxen.

Die Straße folgte dem westlichen Rand der Ville. Das Profil des Höhenzugs zeichnete sich schroff gegen den Himmel ab.

»Liegt alles im Lee«, sagte Karl und schaute aus dem offenen Seitenfenster. »In dem Boden wächst sogar Wein.« Er zeigte auf eine Bruchkante im Schiefergebirge. »Wenn die den Flughafen ausgebaut haben, kommt da die Umgehung hin. Zwanzig Minuten in die Stadt.«

»Gibt's endlich Kabelfernsehen«, sagte Thies und nahm sich eine Zigarette aus der Schachtel, die in der Mittelkonsole lag.

»Ich scheiß auf Kabelfernsehen.«

Fahrtwind ließ die Plastiktüte flattern. Im Wagen wurde es kühl. Karl hielt hinter einer Lichtung am Fahrbahnrand. Er stieg aus, legte eine Hand auf Thies' Schulter und schmiss die Schachtel Zigaretten auf den leeren Fahrersitz. »Wir haben was zu erledigen.«

Monique nickte. »Hab schon verstanden.«

Sie gingen einen Feldweg entlang, bis sie zu einer flachen Anhöhe gelangten. Dort stand eine alte Linde, deren schwere, knorrige Äste knapp über den Boden reichten.

»'s gibt nicht wenige, die glauben, der Baum hier wäre älter als tausend Jahre.«

Thies legte den Kopf in den Nacken. Sonnenlicht schien durch die Äste.

»Männer, die Ahnung davon haben«, fuhr Karl fort.

»Und was glaubst du?«

»Nicht wichtig, was ich glaube.« Er ging in die Knie und legte seine Hände auf die Erde. »Mutter wollte, dass ich ihre Asche hier verteile.«

Im spannrückigen Stamm befand sich ein Schlitz, lang und breit wie eine Handkante. Thies konnte das Kernholz erkennen, das Innerste des Baumes, verborgen wie ein Herz. Dann schob sich eine Wolke vor die Sonne.

»Hat nach dir gefragt«, sagte Karl und machte eine lange Pause. »Als sie nicht mehr ganz bei Sinnen war, da hat sie viel wirres Zeug geredet, ich kann dir sagen, und da waren Sachen bei, die haben einem echt 'ne Scheißangst eingejagt, und du hast gedacht, die hört nie wieder auf damit, die redet immer weiter sinnloses Zeug, aber dann, keine Ahnung«, er schnalzte mit der Zunge, »plötzlich, da wurde sie wieder klar, total klar, da wusste sie genau, was sie sagt.«

Thies schüttelte den Kopf.

»Wusste alles, konnte sich genau erinnern. Paar Geschichten vergisste nie.« Er klopfte sanft gegen den Baumstamm. »Ich stell' mir vor, dass sie da drin weiterlebt, oben in der Krone, wo sie was sehen kann.« Er beschirmte seine Augen und ließ den Blick schweifen. »Wieder 'n Mastjahr. Früher gab's das alle paar Jahre mal, aber heute?« Er nickte Richtung Auto. »Das Mädchen sieht nach Ärger aus.«

»Welches Mädchen sieht nicht nach Ärger aus?«

»Ist auf jeden Fall ganz schön rumgekommen.« Er lachte leise. »So was seh ich gleich.«

»Ist jetzt mein Mädchen.« Thies nahm Karls Blick auf. »Für die leg' ich meine Hand ins Feuer.«

»Wär' ich vorsichtig mit. Hast nur zwei.« Karl zog sich die Mütze vom Kopf, fasste sie am Schirm und schüttelte sie aus. »Wie 'nem kleinen Jungen hat die dir den Kopf verdreht.«

»Du hast da was falsch verstanden.«

»Sie verhexen dich, aber sie selbst, nein, sie selbst behalten 'nen klaren Kopf.« Karl setzte sich die Mütze wieder auf.

»Manchmal muss man alles auf eine Karte setzen«, sagte Thies. »So eine wie Monique kommt nicht noch mal.«

»Wenn du hier wieder abhaust, packst du deinen Scheiß ein, ich kann damit nix mehr anfangen, nimmt nur Platz weg.« Karl spuckte auf den Boden. »Steht im Keller, neben den Sachen von Leo.«

Thies starrte in den Himmel. Dann sagte er: »Hat gesessen, hab ich gehört.«

»Nicht mal 'n Klaps auf die Finger hat der bekommen.« Karl blickte seinen Bruder an. »Jetzt steht die Ratte wieder beim Schergel am Tresen und erklärt allen, wie's Leben funktioniert.« Er schob das Kinn vor, hob die Augenbrauen, aber Thies sagte nichts mehr. Sie standen für eine Weile schweigend nebeneinander.

»Gib' mir 'n paar Tage«, sagte Thies. »Ich nehm den Scheiß schon mit.«

»Muss für'n Werkreiter schlachten. Und ist noch 'ne Menge anderer Kram zu erledigen. Hast das Haus ja gesehen.«

Thies nickte. »Ist auch mein Zuhause.«

»Ich weiß«, sagte Karl. Sein Blick folgte den feinen Rissen in der Rinde. Sonnenlicht blendete ihn. Er verließ sich auf seine Hände, die flach auf dem Stamm lagen. Der Baum fühlte sich lebendig an. Ein Käfer mit dunkelgrün glänzendem Panzer verschwand in einem Astloch. Karl atmete tief ein und ging zurück zum Wagen.

Sie lehnte rauchend am Kotflügel, Ellenbogen auf der Motorhaube abgestützt. Thies saß schon auf dem Beifahrersitz. »Unser Vater hat Katulski oft Schwarzwild gebracht, das er im Revier geschossen hat«, sagte Karl und lehnte sich gegen die B-Säule des Admirals. »Hatten da was am Laufen, so viel, wie der weggeknallt hat. War kein guter Schütze, unser Alter, nicht wie Thies. Einmal, da hat der halb besoffen 'n Keiler weich geschossen, ich helf' ihm vorm Haus beim Aufbrechen, die Galle und Scheiße quillt aus dem Viech nur so raus, und da sag ich, ich sag's ganz leise, 's nächste Mal aber ordentlich aufs Blatt, da rastet der Alte aus, der kriegt sich gar nicht mehr ein, der gibt mir 'n paar, und noch eine hinterher, dann nimmt er sein Messer, sticht in die Leber von dem Viech und schneidet 'n Stück ab, groß wie 'ne Faust. Friss, schreit er, fressen sollst du, dir stopf ich's Maul, damit du's nicht mehr so weit aufreißt. Der Alte hat mir oft paar drübergegeben, aber da, an dem Tag, da war was in seinem Blick, keine Ahnung ... Ich hab mich im Mais versteckt, ganz still dagelegen hab ich, und der Alte ging die Felder auf und ab, Nicker in der Hand, und hätt der mich gefunden ...« Er wendete sich an Monique. »Schon mal rohe Leber gefressen?«

Sie schüttelte den Kopf.

Karl schlug mit der flachen Hand auf das Dach. »Hatt das Jahre später noch auf der Zunge, diesen Geschmack, jedes Mal hätt ich kotzen können. Hab mir geschworen, dass ich das Zeug nie wieder anpack', aber heute, wenn ich heute zu Katulski fahr, dann bestell ich immer Wildschweinleber.« Er zuckte mit der Schulter und öffnete die Fahrertür.

Der Himmel grau. Das Licht schattenlos. Im Norden dachte das Land ab, verlor sich in steilen, mit Laubbäumen bestandenen Hängen. Der Anstieg zum Hügelkamm war lang. Das Dröhnen des Motors wurde lauter. Thies öffnete das Seitenfenster und streckte seine Hand dem Fahrtwind entgegen. Die Umrisse des einstöckigen Schuppens waren von Weitem zu erkennen. An der Stirnseite des Gebäudes prangte ein Schild aus gebeizten Holzplanken, auf dem in weißer Schrift KATULSKI geschrieben stand. Die breite Fensterfront war mit Fett verschmiert. Karl bog in die Zufahrt ab. Reifengeräusche auf nassem Schotter. Der Parkplatz war leer.

Thies zeigte auf die Eingangstür. »Klebt 'n Zettel dran.«

Karl stellte den Motor ab.

Ein Plastiktisch stand auf einer Terrasse, die aus Euro-Paletten zusammengeschraubt worden war. Karl hielt sich mit einer Hand am Geländer fest und beugte sich nach vorne, um den Zettel lesen zu können. »Nach dreißig Jahren macht Katulski Schluss – steht da, schwarz auf weiß. Immer voll gewesen der Laden.« Er hob einen Stein vom Boden und warf ihn gegen ein Fenster. Die Scheibe zerbrach mit einem lauten Klirren. »Scheiße, ich kann mich noch dran erinnern, wie der die Bude hier aufgemacht hat.«

Als er wieder hinter dem Steuer saß, drehte er sich zu ihr um. »Wie ich gesagt hab, hier kannst du's dir nicht aussuchen.«

Monique verdrehte die Augen. Karl startete den Motor und wendete sich an Thies. »Kannst mir beim Werkreiter helfen.« Er grinste. »Oder hast du vergessen, wie das geht?«

Thies schüttelte den Kopf. »So was vergisst man nicht.«

Er fuhr los, zündete sich eine Zigarette an und sah in den Rückspiegel. Sie hielt sich mit einer Hand am Haltegriff fest, gab den Blick auf ihre Achselhöhle preis. Ihre Finger waren lang, feingliedrig, sie berührte sich im Gesicht, streichelte über die Wange, ließ die Spitzen langsam den Hals hinabgleiten. Er nahm einen Zug aus der Zigarette. Der Tabak verbrannte knisternd. Die Farbe ihrer Augen schien sich zu verändern. Grün. Braun. Sie wich seinem Blick nicht aus. Sie legte den Kopf in den Nacken und öffnete die Lippen. Ihre Zähne waren klein und weiß, und als sie lächelte, sah er für einen Augenblick ihre Zunge.

»Wie lange willst du bleiben?« Karl trat aufs Gaspedal, kaute den heißen, scharfen Rauch und schnippte die Kippe aus dem Seitenfenster. Funken lösten sich aus der Glut.

»Paar Tage«, sagte Thies. Er sah auf die Weizenschläge und Rapsfelder. »Vielleicht was länger.«

Karl nickte. Der Fahrtwind spielte mit ihrem kurzen, dunklen Haar. Sie beugte sich nach vorne, legte einen Arm auf die Kopfstütze und schob ihre Hand in die Knopfleiste von Thies' Hemd. Karl starrte auf den Mittelstreifen, auf den Asphalt, der vor ihnen lag. Dann drosselte er das Tempo und hielt mit laufendem Motor am Straßenrand. »Ich geh rüber zu Kurtsiefer, der hat sicher noch 'n Rehrücken im Kühlschrank. Muss sowieso was mit dem klären.«

Thies sah auf die große, behaarte Hand seines Bruders, die ruhig auf dem Schaltknüppel lag.

Karl öffnete die Fahrertür, ging um den Wagen, blickte durch die Heckscheibe auf den Streifen Haut zwischen ihrem Nacken und dem Haaransatz. Auf dem Grünstreifen blieb er stehen und zündete sich eine neue Zigarette an.

»Kurtsiefer«, sagte Thies und streckte einen Arm aus dem Seitenfenster. »Hat immer noch seine Räucherkammer ...«

Sie sahen die Straße entlang auf ein niedriges Backsteinhaus. Dichter, weißer Rauch stieg aus dem Fang eines kleinen Schuppens neben dem Hauptgebäude.

»Zeig ihr dein altes Zimmer«, sagte Karl und nahm einen tiefen Zug. »Ich lass mir genug Zeit.«

7

Bisch parkte den Wagen hinter einer Totholzhecke, die ein Maisfeld von einem Stück Brachland trennte. Die Hecke hatte er vor Jahren aus Ästen und Grünabfall angelegt. Mittlerweile war daraus ein Wall geworden, in dem Amsel, Zaunkönig und Rotkehlchen nisteten. Die Hecke lief ins offene Gelände und verband zwei Remisen miteinander. Er nahm das Fernglas aus dem Futteral, um die Ränder der Feldgehölze zu beobachten. Die Labkräuter waren hüfthoch gewachsen. Nach ein paar Minuten zog er die Schutzkappen wieder über die Linsen und schnürte seine Stiefel fest.

Die Luft roch nach verbranntem Holz. Er folgte dem Verlauf der Hecke, den Blick dabei auf den Boden gerichtet. Nach der Hälfte der Strecke blieb er stehen und faltete die Revierkarte auseinander. Die Plätze, die er angekirrt hatte, waren mit kleinen, weißen Kreuzen markiert. Die Köder, Hühnereier und Luderbrocken, waren alle angenommen worden. Er bückte sich und zog einen Stift aus der Westentasche.

Ein metallicfarbener Jeep fuhr den Schotterweg zum Feld hinunter und hielt hinter dem Defender. Der Mann, der aus dem Wagen stieg, trug eine olivfarbene, bis zur Brust zugeknöpfte Steppjacke und beige Jeans. Er nahm den gleichen

Weg entlang der Hecke wie Bisch. Seine braunen Lederstiefeletten versanken im Schlick. Bisch hörte ihn leise fluchen. Er kannte den Mann nicht, doch seine Kleidung verriet, dass er nicht aus dem Tal stammte. Sie standen sich einen Moment lang schweigend gegenüber, sahen sich abwartend an.

»Was kann ich für Sie tun?«

»Entschuldigen Sie.« Der Mann streckte die Hand aus. »Dirk Wasserfuhr. Ihre Frau hat mir gesagt, dass Sie hier draußen bei den Fallen sind.«

Wouter Bisch blickte in das Gesicht – die gerade Nase, die Form der Augen, der verkniffene Zug um den Mund. Dann sah er den breiten, goldenen Ring, der an seinem kleinen Finger steckte. »Wie geht es Ihrem Vater?«

»Immer noch in Reha. Hat sich zwar etwas erholt, aber es sieht nicht besonders gut aus.«

Bisch erwiderte den Händedruck. »Tut mir leid.«

»Zwei Schachteln Reval und eine Flasche Gamay.« Wasserfuhr zuckte mit den Schultern. »Seine Tagesdosis in den letzten dreißig Jahren.«

»Man lebt nur einmal.«

»Ich jedenfalls nenn' das aktive Lebenszeitverkürzung.« Er zeigte auf die Remisen. »Gehen Sie auf Fuchs?«

Bisch räusperte sich.

»Ich will Sie nicht aufhalten, ich komm direkt zur Sache«, sagte Wasserfuhr schnell. Er nickte Richtung Jeep. »Ein Hirsch hat sich in einem Zaun verfangen, und ich will ihn nicht länger leiden lassen als nötig.«

»Wo ist das passiert?«

»Unten am Fluss.«

»Das ist Ihre Grundstücksgrenze.«

Wasserfuhr rieb sich über das Kinn. »Vielleicht könnten wir das auf dem kurzen Dienstweg erledigen ...«

Bisch schüttelte den Kopf. »Reden Sie mit Gustav.«

»Gustav Rio arbeitet nicht mehr für mich«, sagte Wasserfuhr, dann hob er den Zeigefinger. »Nicht mehr für meinen Vater.«

»Gustav Rio arbeitet nicht mehr für Ihren Vater?«, wiederholte Bisch und sah über das Feld. Am Horizont verdichteten sich die Wolken zu einer Gewitterfront. Er klappte die Revierkarte zusammen. »Hat sein halbes Leben für ihn gearbeitet.«

»Zeiten ändern sich eben.«

»Aber die Menschen nicht.« Bisch zeigte auf den Jeep. »Ich sehe es mir an, aber versprechen kann ich nichts.«

Die beiden Männer gingen nebeneinander. Wasserfuhr trat mit seinen Stiefeletten gegen die Felgen des Jeeps, um den Dreck unter seinen Sohlen loszuwerden. Als Bisch hinter dem Steuer saß, glitt seine Hand in das leere Fach unter dem Armaturenbrett. Dann leuchteten die Bremslichter des Jeeps auf. Sie fuhren im Schritttempo über das Feld. Heuwiesen säumten die Zufahrtsstraßen. Hitzefugen im Asphalt. In der Luft der süß-würzige Geruch von Weizen. Sie passierten verlassene Wirtschaftsgebäude und leer stehende Rundbogenhallen. Auf den Stoppelfeldern ragte Unkraut aus den Saatrinnen. Verrostete Scheibeneggen lagen hinter Böschungen. Nach einem Kilometer gelangten sie auf eine Serpentine, die sich in engen Kehren den Hang hinabwand. Über der Wasserzunge, die die Talsohle durchschnitt, hing feiner Dunst.

Sie hielten vor einer rot lackierten Scheune. Durch die herausgebrochenen Latten der Fassade konnte Bisch in das Innere sehen. Der düstere Raum war mit alten Geräten und Motorteilen vollgestellt. Wasserfuhr stieg als Erster aus. Er zeigte auf eine lange Reihe morsch gewordener Pfosten, die neben der Scheune ins Feld liefen. Verrostete Nägel ragten aus dem rissigen Holz. Drahtenden hingen lose herab. Sie folgten den Pfosten, bis Wasserfuhr vor einer knorrigen Eiche stehen blieb. Er wendete den Blick ab und hielt sich die Hand vor den Mund.

Das erschöpfte Atmen des Tieres. Hufe, die über den Boden scharrten. Der Hirsch war bis auf die Rippen abgekommen. Er war jung, trug noch die Reste der Sommerdecke. Der rostige Stacheldraht hatte sich um seine Geweihstangen gelegt, die Grate im Äser verfangen. In den schartigen Wunden längs des Trägers hatten Fliegen ihre Eier abgelegt. Maden waren ihm über die Grannen bis in die Augenlider gekrochen. Mit letzter Kraft versuchte das Tier den Kopf zu schütteln.

»Alte Zäune und Stacheldraht.« Bisch drehte sich um. »Ist nicht das erste Mal. Das hatte ich mit Ihrem Vater besprochen.«

Wasserfuhr hob die Hände. »Davon weiß ich wirklich nichts.«

»Gustav Rio arbeitet nicht mehr für Ihren Vater.« Bisch machte eine wegwerfende Handbewegung.

Wasserfuhr sah auf seine Schuhe. »Was können wir tun?«

»Schießen, schaufeln, schweigen«, sagte Bisch und hob die Augenbrauen. »Oder wollen Sie das den Behörden erklären?«

Wasserfuhr öffnete den Mund und atmete langsam aus.

»Gehen Sie einfach hinter den Wagen.« Bisch ging zurück

zum Wagen, nahm den Gehörschutz vom Beifahrersitz und zog den Drilling aus der Halterung.

Der Fluss schimmerte silbern durch die Zweige der Pappeln. Unter den Kapseln hörte er seine eigenen Schritte dumpf dröhnen. Der Hirsch hob das Haupt. Der Rücken eine gerade Linie. Die Läufe gestreckt. Bisch ging in den Anschlag, der Schaft kühl und kompakt an seiner Wange. Das Korn wurde scharf. Die Hand ruhig. Der Abzug brach glashart. Als er die Läufe abkippte, entwich feiner, heller Rauch aus der Basküle. Er starrte über den Kadaver hinweg auf den Fluss, nahm den Gehörschutz vom Kopf und wischte sich den Schweiß von der Stirn.

»Schippe ist im Kofferraum«, sagte Bisch und ließ sich auf den Fahrersitz sinken. Wasserfuhr stand immer noch hinter dem Defender. Er zog sich die Steppweste aus und hängte sie an den Seitenspiegel.

»Graben Sie tief genug.«

Er sah dem Jeep hinterher, bis die rot glühenden Rücklichter hinter einer Kurve verschwunden waren. Erste Regentropfen fielen auf die Windschutzscheibe. Im Rückspiegel sah er die Stelle, an der Wasserfuhr den toten Hirsch vergraben hatte. Die lockere Erde hastig mit dem Schaufelblatt flachgedrückt. Gustav Rio. Bisch kannte den Mann seit über zwanzig Jahren. Während er losfuhr, musste er an seine hagere Gestalt, das wettergegerbte Gesicht denken. Er sah ihn vor sich, wie er auf den Stufen seiner Hütte saß, die Hände in den Taschen einer ölverschmierten Arbeitshose vergraben, ausgeleierte Hosenträger über dem nackten Oberkörper.

Er parkte unter dem Carport und ließ die Stiefel auf der Schmutzmatte in der Waschküche stehen. Im schmalen Durchgang, der in den Wohnbereich führte, wehte ihm der säuerliche Geruch von Pansen entgegen. Er blieb vor der Gefriertruhe stehen. Die Flügel waren aufgeklappt. Kälte waberte aus dem Inneren.

»Margot«, sagte er und blieb in der Tür stehen. »Du sollst ihm nicht zu viel davon geben.«

Sie lag auf der Couch, die Beine auf einem Hocker ausgestreckt. Avon hatte sich auf einer Decke neben ihr zusammengerollt. Er spitzte die Ohren, als Bisch das Wohnzimmer betrat.

»Was meinst du?«

Er zeigte auf die Gefriertruhe. »Der Eimer ist fast leer.«

»Was soll schon passieren?«

»Dass er zu wildscharf wird, dann kriegst du ihn gar nicht mehr gehalten.«

»Du tropfst alles voll«, sagte sie und sah an ihm herunter. »Ich hab dir das jetzt schon ein paarmal gesagt – zieh den Mantel draußen aus, wenn es regnet.«

Unter ihm hatte sich eine Lache auf dem Holzboden gebildet. Er bemerkte die Nässe erst jetzt. »Stimmt«, sagte er leise und ging zurück in die Waschküche.

Schwaches Tageslicht fiel durch die Gitterfenster auf den Betonboden. Er schüttelte den Mantel aus und hängte ihn zum Trocknen an die Leine. Der Regen wurde stärker. Die Gefriertruhe stand immer noch offen. Er drückte den Deckel auf den Eimer, stellte ihn auf den Boden und schloss die Flügel. In der Truhe lagerten Wildschweinherzen, Rehblätter und Fettreste. Zu Beginn der Sommerzeit hatte er immer ein Stew gemacht, alle Zutaten in einem gusseisernen Topf auf glühenden Holzkohlen gekocht. Jedes Jahr, nachdem das Feuer entfacht war, setzte er sich auf den gleichen Stuhl, um genüsslich eine El Rey del Mundo zu rauchen. Das Stew zog bis in die Abendstunden. Gegessen wurde bei Kerzenlicht und aus dem Topf. Marius hatte für diesen Anlass eigenhändig ein paar Löffel aus Ulmenholz geschnitzt. Die Löffel besaßen lange Stiele und eine tiefe, grobe Kelle. Auf der Rückseite hatte er mit einem Lötkolben die Initialen jedes Familienmitglieds eingebrannt. W. B. Seit drei Jahren hatte Bisch kein Stew mehr gemacht. In Gedanken suchte er jedes Regal und jede Schublade ab. Er konnte sich nicht mehr daran erinnern, wo sich die Löffel befanden.

In der Küche öffnete er den Kühlschrank, nahm einen mit Plastikfolie abgedeckten Unterteller aus dem obersten Fach und setzte sich an den Tisch. Im Brotkorb lag noch ein Baguette vom Vortag. Er riss ein Stück ab, schnitt es mit seinem Jagdmesser in zwei Stücke und zog die Folie vom Teller. Das letzte Stück Käse, ein Bleu d'Auvergne, schob er sich so in den Mund, bestrich dann das Baguette mit Wildpastete, würzte mit Selleriesalz und schwarzem Pfeffer. Er aß langsam, kaute sorgfältig. Nachdem er die Brote gegessen hatte, wischte er die Klinge am Hosenbein ab und füllte eine Karaffe mit Wasser.

Er ging durch die Diele in sein Arbeitszimmer, stellte die Karaffe auf den Beistelltisch und legte sich auf die Couch. Er trank einen Schluck Wasser, schloss die Augen und hörte auf sein gleichmäßiges Atmen.

Das Feuer glost träge. Ich spüre den letzten Rest Wärme an meinen Händen, wie ein Geist, der sich verflüchtigt. Kälte, dann ist es nur noch Kälte. Man geht gegen sie an, die Kleidung soll schützen, aber die Kälte ist ein Feind, der sich durch alle Lagen, durch jeden Stoff hindurch in dein Fleisch schneidet. Der Schnee verschluckt jedes Licht. Ein, zwei Meter, es ist ein enger Korridor, in dem meine ganze Welt passiert. Danach wird alles zu einem Vakuum, so rein wie ein unbeschriebenes Blatt Papier. Ich beschirme meine Augen, sehe in den Himmel. Ich bin orientierungslos, falle auf die Knie, halte mich an den Felsen fest. Das Atmen sticht in den Lungen, die Luft kalt wie Eis, ich atme flach, aber da ist dieses Geräusch, ein leises Gurgeln, das meine Brust hinaufkriecht. Jede Bewegung kostet Kraft. Ich lehne mich gegen den Felsen, stütze mich auf den Stock, schließe die Augen. Mein Herz schlägt unnachgiebig, ich spüre den Rhythmus wie Faustschläge. Ich lebe.

Der Wind kommt aus dem Osten, weht in mein Gesicht, die Nässe in meinem Bart ist längst zu Eiskristallen geworden. Einen Moment Ruhe noch, bevor ich weitergehe. Ich wende mich von den Felsen ab, schultere den Rucksack, folge dem Pass. Der Wind verweht den Schnee. Der Schnee verweht jede Spur. Der Grat liegt vor mir, ich kann ihn im Gestöber erkennen, eine strenge Linie, darüber das blauschwarze Eis. Zehn Schritte, zwanzig Schritte, dreißig Schritte. Es ist mein Schatten, der länger wird. Ich schmecke Kupfer an meinen Lippen. Noch einen Schritt, und noch einen. Ich huste, sehe die Tropfen auf dem Schnee. Das Wasser in den Lungen ist zu Blut geworden. Feiner, roter Sprühregen. Dreißig Schritte, zwanzig Schritte, zehn Schritte. Der Weg ist ausgesetzt, links die Schlucht, ein dunkles Nichts. Ich blicke nach unten, blicke nach vorn, etwas passiert mit meinen Augen, alles verliert an Schärfe, da ist kein Fels mehr, und die Knie werden weich, ich verliere das Gleichgewicht, bin wie blind, schlage mit dem Eispickel zu, wie wild schlage ich, suche Halt, aber alles gibt nach, ein dumpfes Geräusch, Schnee in meinem Mund, in meinen Augen, dann nur noch Stille.

Der Berg hat mich begraben. Der Berg ist ewig, er kümmert sich nicht um die Narren, die ihn bezwingen wollen und nun für immer gefangen sind. Der Wind pfeift, fast sind es Melodien, die über mich hinwegwehen, Todesfugen. Ein leises Rascheln, ich höre es durch den Schnee, ein Scharren und Graben, es wird lauter, kommt näher, ein erstes, kleines Loch im Schnee, da ist Licht, dann sehe ich in zwei schmale, giftgrüne Augen. Ich kenne diese Augen, ich kenne sie sehr gut. Der Fuchs starrt mich an, verharrt bewegungslos. Ich kann seinen rauchfarbenen Balg sehen, spüre die weichen, feuchten Unterseiten der Pranten auf meinem Gesicht. Er gräbt weiter, bis ich mich selbst befreien kann.

Schnee, so weit das Auge reicht. Ein endloses weißes Feld. Der Fuchs schnürt los, die Lunte zieht eine Spur, und ich folge ihm, bis eine dunkle Erhebung am Horizont auftaucht. Ein Spalt im Fels, ich renne los, falle, stehe auf, dampfendes Blut läuft aus meiner Nase über Mund und Lippen. Die Höhle ist niedrig. Ich krieche durch den Tunnel, über den nackten Boden, der Fuchs vor mir, die Kanten des Gesteins drücken sich in mein Fleisch, Finger werden taub, ich schleppe mich weiter, sehe ein fahles Schimmern am Ende des Tunnels, die Höhle öffnet sich zu einer großen Kuppel. Der Schein eines Feuers zuckt an den Wänden, und ich kann die Wärme spüren, ein sanfter Hauch auf meinem Gesicht. Ich höre das brennende Holz, gehe weiter. Am Feuer sitzt eine Frau, ihr Körper ist in Tierfelle gewickelt, das Gesicht schmal, das Haar weiß, die Augen dunkel und ohne Wimpern. Ich komme näher, bleibe stehen, als sie aufsieht. Sie hebt schweigend die Hand. Dann legt sie die Felle ab, sie ist jetzt ganz nackt. In ihrem Leib ein blu-

tiges Loch. Sie starrt in die Flammen und zieht einen schleimigen Klumpen aus sich heraus. Ihre Zähne sind klein und so weiß wie Schnee. Sie beißt ein Stück aus dem Klumpen, Blut tropft auf den Boden …

Er stand auf, stolperte durch die Diele, musste sich an der Wand abstützen. Das Gesicht im Badezimmerspiegel fahl und blass. Die Augenlider blutunterlaufen. Immer wieder tauchte das letzte Bild des Traums vor ihm auf: Die weiße Frau im Schein des Feuers, die Zähne, die in ihrem Mund aufblitzen. Er setzte sich auf den geschlossenen Toilettendeckel und lehnte sich mit der Stirn gegen die Kacheln, den Blick auf die Fugen gerichtet. Ein Brennen in der Speiseröhre. Der Geschmack von Galle am Gaumen. Im Sitzen drehte er den Hahn am Waschbecken auf. Das kalte Wasser beruhigte seine Nerven.

Ihr Brustkorb hob und senkte sich gleichmäßig. Er zog die Wolldecke über ihre Schultern und betrachtete ihr Gesicht. Die Sprenkel auf Wangen und Nase. Die Grube am Kinn, die sie selbst nicht mochte. Ihre Stirn lag in Falten. Sie war die Frau an seiner Seite. Er streichelte ihre Hand, stand auf und ging durch die Waschküche zur Hintertür.

Diesmal folgte ihm Avon.

Er verriegelte die Tür zweimal und leinte den Hund an. Der Himmel hatte aufgeklart. Der Duft der Sommerlinde wehte herüber. Er konnte sich an ihren letzten Kuss erinnern. Ein Tag im letzten Frühling. Er war früh aus dem Revier heimgekehrt, hatte sich mit einem Schwarzriesling auf die Bank vor dem Haus gesetzt. Sie hatten gemeinsam die Stille genossen. Die Wärme der Sonne auf ihren Gesichtern.

Sie brauchten keine Worte.

»Komm jetzt«, sagte er und zog fester an der Leine. Der Rasen war immer noch feucht vom Regen. Er blieb vor dem Zwinger stehen und zog das Gittertor auf. »Rein da.« Avon stellte die Ohren nach hinten, als Bisch die Leine löste. »Ist gut«, sagte er. »Ich komme ja wieder.«

8

Thies öffnete die Kühltruhe. Muffiger Geruch drang ihm entgegen. Auf dem Boden hatte sich eine Lache aus Kondenswasser gebildet. Tote Fliegen schwammen auf der Oberfläche. Er nahm die letzten beiden Flaschen heraus und verschloss den Deckel. Eine Krähe landete auf der Bierbank, pickte im Tonmehl und flog über das Haus davon.

Monique wartete vor der Treppe. Sie hielt ihre Lederjacke in der Hand und hatte ein Bein auf die Stufen gestellt. Er drückte eine Flasche gegen ihren Oberschenkel. »Gehen wir nach oben.« Sie blieb vor ihm stehen, ließ eine Hand in seinen Schritt gleiten. Er umfasste ihr Handgelenk und presste sie gegen die Wand. »In deinem Zimmer«, flüsterte sie und leckte mit der Zungenspitze über seine Oberlippe.

Die Klinke hing lose im Schlosskasten. Er stieß die Tür mit dem Fuß auf. Das Bett stand unter dem Fenster, die zweigeteilte Scheibe war mit Spreu verschmiert, ließ nur kaltes, graues Licht durch. Auf der Flagge, die neben dem Kleiderschrank hing, war ein Steinadler mit ausgebreiteten Schwingen abgebildet. In den Greifen trug er eine giftgrüne Schlange mit weit aufgerissenem Maul. Ihre Fingernägel drückten sich durch den Stoff, als sie den Reißverschluss seiner Jeans öffnete.

Danach lagen sie auf dem Bett, die Körper noch heiß und verschwitzt. Eine Spinne krabbelte über die Wand, verschwand im Rollladenkasten.

»Hinter den Hügeln, 'n Kilometer von hier, ist 'n See. War früher 'ne Auskiesung.« Er blickte an die gelbfleckige, rissige Decke. »Da gibt's einen Felsen, steil wie 'ne Klippe. Wir haben uns früher mit dem Rücken zum Wasser gestellt, genau auf die Kante, und dann Schnaps, bis einer umgekippt ist.« Er lachte, stand auf und begann, seine Klamotten einzusammeln.

»Was machst du?«

»Was erledigen.«

»Was erledigen?«

»Ja, der Koffer ...«

Sie schüttelte den Kopf.

»Was? Was ist?«

»Willst nichts riskieren, ja?«

»Mir scheißegal. Will den Koffer in meiner Nähe haben.«

Sie nickte. »Hast du noch Zigaretten?«

»Nein, die Schachtel ist leer.«

»Du solltest eine rauchen.«

»Warum?«

»Weil du scheißnervös bist.«

»Halt einfach deine Schnauze.«

»Scheißnervös.«

»Ist 'ne Menge Geld.«

Sie strich sich mit den Fingerspitzen über den nackten Bauch. »In der siebten Klasse hab ich 'nem Jungen einen geblasen, dafür wollte ich, dass er einen Gullideckel von der Autobahnbrücke schmeißt.«

Er knöpfte sich das Hemd zu.

»Ist in die Windschutzscheibe von ’nem Kleinwagen. Natürlich war ich schuld, weil der böse Junge plötzlich nicht mehr böse sein wollte.«

»Du kannst verdammt gut blasen ...«

Sie legte die Hand an ihre Wange. »Er hat gesagt, wenn ich es nicht mache, dann ... dann schmeißt er auch mich von der Brücke, und Sie sehen ja, ich hatte *solche* Angst, das müssen Sie mir glauben.«

Er sah sie an und schüttelte den Kopf.

»Solche Angst!«

»Zigaretten also ...«

»Zigaretten und kaltes Bier.«

Er zeigte auf die niedrig stehenden Wolken am Himmel. »Wird bald wieder regnen.«

»Bist du aus Zucker?«

»Nein.«

»An dem See, von dem du erzählt hast ...«

»Was ist damit?«

»Wie viel Schnaps hast du geschafft?«

»’ne halbe Flasche.«

»Likör.«

»Doppelweizen.«

»Mein Vater hat Korn gesoffen. Bier und Korn, Bier und Korn. Hat mich in die Kneipen mitgenommen, mich da auf einen Hocker gesetzt und mir Erdnüsse gekauft.«

»Hab gedacht, dein Vater war Kraftfahrer und nie da.«

»Mein Vater war vieles.«

»Der Junge.« Er verschloss die Gürtelschnalle. »Was ist mit dem Jungen passiert?«

»Keine Ahnung.«

»Und du hast nicht mal ’n Klaps auf die Finger gekriegt.«

»Hätte Nein sagen können.«

Er zog ein paar zerknitterte Geldscheine aus seiner Hosentasche und rollte sie sorgfältig zu einem Bündel zusammen. Dann hob er ihre Lederjacke vom Boden auf und warf sie auf die Bettdecke. »Zieh dich an.«

Im unteren Geschoss war alles ruhig. Er ging in die Küche, öffnete den Kühlschrank – eine halbe Packung Eier, zwei Flaschen Apfelwein und mehrere Tuben scharfer Senf. Ein gusseiserner Kochtopf stand auf der ausgeschalteten Herdplatte. Er hob den Deckel an – ein halbierter Schweinekopf schwamm in einem fettigen Sud. Er nahm eine Flasche Apfelwein aus dem Kühlschrank, öffnete sie und trank einen Schluck.

Auf dem Tisch lagen Messer – Nicker, Schabeisen, klassische Entbeinmesser. Die Klingen waren mit Fleischfasern verklebt. Früher hatte Karl die Felle mit der Hirnmasse der von ihm erlegten Tiere gegerbt. Ein aufwendiger Prozess, der sorgfältiges Arbeiten erforderte. Die Gehirne wurden zu einem Brei zerkocht, mit einem Holzspatel in die Rohhaut eingewalkt, das Fell ausgewrungen, bis es geschmeidig genug zum Räuchern geworden war. Thies nahm eines der Messer in die Hand, ließ die Klinge über seinen Unterarm gleiten, fühlte über die kleine, kahle Stelle.

Die Abstellkammer befand sich am Ende der Diele unter der Treppe. Der Raum war schmal, mit niedriger Decke. Die Luft roch nach kaltem Rauch und Paraffin. Spinnweben hingen in den Ecken. Fehlende Bretter der Deckenverkleidung gaben den Blick auf Kabel und Rohre frei. Vor das Fenster hatte Karl einen Überwurf aus Leinen genagelt. Auf dem Boden eine fleckige Matratze, an deren Fußende ein Holzschemel stand. Darauf eine leere Flasche Zinn 40, in deren Hals eine zur Hälfte heruntergebrannte Kerze steckte. Thies berührte die Matratze mit der Stiefelspitze. Dann hörte er ihre dumpfen Schritte auf der Treppe.

»Was ist da drin?«

Er schüttelte den Kopf und zog die Tür ins Schloss. »Nichts. 'ne Kammer, für den alten Scheiß, den keiner mehr braucht.«

Sie zog seine Hand von der Tür und legte sie auf ihre Hüfte. »Zeig mir den See.«

»Okay«, sagte er. »Gehen wir.«

Er holte den Koffer aus dem Hohlraum für den Reservereifen, legte ihn auf die Motorhaube und öffnete das Schloss. Handelsübliches Modell. Dunkles Lederimitat. Vergoldeter Verschluss. Die Bündel waren mit roten Banderolen versehen und lagen exakt nebeneinander. Er strich über die Scheine und nahm eines der Bündel heraus. »Geld, Kohle, Bares«, sagte sie und tippte mit dem Zeigefinger auf das Bündel in seiner Hand. Er steckte das Geld in die Innentasche seiner Jacke und blickte über die Schulter. »Warte hier.«

Er legte den Koffer aufs Bett und sah aus dem Fenster. Sie saß auf dem Beifahrersitz, die Beine aus dem Wagen gestreckt. Ihre Haut glatt und weiß. Er konnte sie noch auf seinen Lippen schmecken. Die Klamotten im Kleiderschrank rochen feucht und muffig. Flanellhemden. Wollmäntel. Arbeitshosen aus grobem Leinen. Die alten Taschentücher seines Vaters, gebügelt und zusammengelegt. Er nahm ein Tuch vom

Stapel und fasste es am Ende. Der hellblaue Stoff entfaltete sich. Die Initialen seines Vaters waren mit goldenem Faden in die Mitte gestickt. Schlanke, fein abgerundete Buchstaben, *D* und *F*, Delodor Frühreich. Der Stoff war dünn wie Papier geworden. Er rieb das Tuch zwischen den Fingern, knüllte es zusammen, steckte es sich in das Knopfloch seiner Jeansjacke. Dann hebelte er das lose Bodenbrett heraus.

In der Aussparung befand sich ein Pappkarton. Er öffnete den Deckel. Auf dem Boden ein Stapel Fotografien. Die oberste zeigte seinen Vater, einen untersetzten Mann mit dichtem Es-ist-erreicht-Bart. Er trug eine Latzhose, die Hemdsärmel hochgekrempelt, auf dem Kopf eine ausgebeulte Schiebermütze. Die Hände hielt er ineinander verschränkt vor dem Bauch. Im Hintergrund Zaunpfähle und Pappeln. Neben den Fotografien ein zerknitterter Softpack Camel und eine Packung Welthölzer. Er zog eine Zigarette aus der Schachtel und riss ein Streichholz an. Die Flamme zischte hellgelb. Der beißende Gestank von Schwefel und Phosphor stieg ihm in die Nase. Er machte den ersten Zug, hielt die Glut in der hohlen Hand. Der vertrocknete Tabak verbrannte mit einem leisen Knistern. Er nahm den Karton heraus, schob den Koffer in die Aussparung und legte das Bodenbrett wieder über das Fach. Dann verschloss er den Schrank und stellte den Karton unter das Bett.

Er hörte, wie sie sich eine Zigarette anzündete und versuchte, einen *Radiosender* einzustellen.

»Vergiss es«, sagte er und schlug den Kofferraumdeckel zu. »Hier kriegst du nichts rein.« Er startete den Motor.

Sie schloss die Beifahrertür und stellte das Radio ab. Dann

öffnete sie die Ablage unter dem Armaturenbrett. Der Revolver befand sich in einem Holster aus Kunstleder.

»Steck das weg.«

Sie öffnete den Druckknopf.

»Wenn du sie so hältst«, sagte er, ohne den Blick von der Straße abzuwenden, »fliegt sie dir um die Ohren.«

Sie schob den Zeigefinger über den Abzug und tippte mit der Fingerspitze auf das Züngel.

»Ich kannte 'n Mädchen, ihr Vater war Jäger, Freund von meinem Alten, und die hat 'nen Revolver aus seinem Waffenschrank geklaut, wollte damit 'nen Jungen beeindrucken. Hatte keinen Schimmer, die hat einfach abgedrückt.« Er zeigte auf eine Stelle unter seinem Kinn. »Hat sich durch den Hals geschossen.«

Sie fuhren an einem verklinkerten Haus mit gekiester Einfahrt vorbei. Der Rasen im Vorgarten war kurz geschnitten und gepflegt. Swimmingpool. Sandkasten. Eine Rutsche aus Holz. Zwei Kinder saßen auf den Verandastufen. Thies nahm den Fuß vom Gas. Der Wagen rollte fast lautlos an ihnen vorbei. Sie schob die Nagant in das Holster und legte die Waffe zurück in die Ablage.

Rotweiß aufflackerndes Neonlicht. Die Leuchtreklame der Tankstelle in der Talsenke. Der Geruch von Öl und Benzin. Er hielt neben einer der Säulen. Sie beobachtete ihn durch die Glasfront, wie er zu den Kühlschränken ging, einen Sechserpack Reissdorf und eine Flasche Zinn 40 aus dem Regal nahm. An der Kasse zahlte er mit einem Schein aus dem Bündel. Er stellte den Sechserpack auf die Rückbank und legte den Schnaps in die Mittelkonsole. Sie riss eine Flasche aus dem Träger. »Was ist mit deinem Vater?«

»Hat ’nen Arm verloren in einer der Maschinen. Unfall. Hat auch schwer was am Kopf abgekriegt. Wär nie wieder geworden.«

Sie trank einen Schluck Bier und nahm eine Zigarette aus dem Softpack. »Hast du ihn noch mal gesehen?«

»Gesehen«, wiederholte Thies. »Nein, hab ich nicht, ich hab ihn nicht noch mal gesehen.«

»Wir sterben alle alleine.« Sie zündete sich eine Zigarette an und hielt die Glut aus dem Fensterspalt. »Mein Vater hatte keine Schmerzen, weil die Morphiumpumpe lief, aber die Augen konnte er erst zumachen, als wir draußen bei den Ärzten standen.«

Aus dem Haus mit der gekiesten Einfahrt drang gedämpftes Licht. Die Stufen waren leer.

Sie fuhren an abgeernteten Weizenfeldern vorbei. Eine Silbermöwe folgte ihnen, ihr Kreischen verhallte über der Ebene. Er hielt vor einem grasbewachsenen Hang und lehnte sich im Sitz zurück. Der Verschluss der Flasche Zinn 40 knackte leise. Sie nahm ihm die Flasche aus der Hand, zog sich das T-Shirt über den Kopf und warf es auf die Rückbank.

Eine nierenförmige Aussparung in der Landschaft, gesäumt von ausgedehnten Uferstreifen, die Böschung bewachsen mit Weißdorn. Der See roch nach Schierlingsfichte und frischem Tannenharz. Schilfstücke trieben auf der Wasseroberfläche. Feine Rippelwellen, in der Windstille kaum wahrzunehmen. Eine Schwarzerle war in das Röhricht gestürzt, der Stamm mit einer dichten Moosschicht überwachsen. Kalkfelsen umschlossen die Stirnseite. Die steilen Abbruchkanten ragten bis über das Wasser hinaus.

Sie lief den Hang hinunter, die Flasche in der Hand. Er griff nach dem Sechserträger und steckte sich den Softpack in die Hemdtasche. Stockenten gründelten im flacheren Wasser. Er streckte den Arm von sich, hob den Zeigefinger und zielte auf den Erpel. Sie trank einen Schluck Zinn 40 und beugte sich nach vorne. Ein blassroter Streifen am Horizont. Er küsste sie auf den Nacken. Der Geschmack des Alkohols vermengte sich mit dem ihrer Haut, scharf und salzig zugleich. Der Wind brachte den Geruch der Felder mit sich. Sie drückte ihm die Flasche in die Hand und stellte sich auf die Felskante. Als sie sprang, breitete sie die Arme aus. Die Wasseroberfläche zersplitterte. Nach ein paar Sekunden tauchte sie wieder auf, schwamm weiter in die Mitte des Sees und drehte sich zu ihm.

Die Muskeln in seinem Rumpf spannten sich an. Er trank einen Schluck, ließ Hemd und Flasche zu Boden gleiten, spürte die spitzen Steine unter seinen Füßen. Der Sprung dauerte nur einen Augenblick. Der kühle Luftzug auf seiner Haut. Die erste Berührung mit dem Wasser. Orientierungslosigkeit. Luftblasen, die an die quecksilbrige Oberfläche treiben.

Sie hielt sich an einem Ast der Schwarzerle fest, ihre Zehen ragten aus dem Wasser. Er ließ sich langsam in ihre Richtung treiben, legte eine Hand auf ihre Schulter und zog sie zu sich. Im Wasser war sie noch leichter.

»Wir haben noch Bier ...«

»Ja«, sagte sie. »Aber ich will nichts trinken.«

Er spürte ihre Fingernägel auf der nackten Haut, wie sie seinen Hals hinabglitten.

9
THIES

Sie steht an der nächsten Kreuzung; Jeans, Lederjacke, die Haare hochgesteckt. Ich frag sie, ob sie mitkommt auf 'n Bier, ich würd auch zahlen. Sie fragt mich, ob ich eigentlich immer das bekomme, was ich will. Wir gehen in meine Bude, setzen uns mit 'nem Bier an den Küchentisch. Von hier kannst du auf das Krankenhaus gucken, und nachts, wenn die Straßenlaternen aus sind, siehst du die armen Schweine, wie sie da auf den Zimmern in ihren Betten liegen. Alles kannst du sehen – Köpfe, Laken, Maschinen. Manchmal kommt 'n Leichenwagen, der kommt immer mitten in der Nacht, damit's keiner mitkriegt. Sie fragt mich, ob ich Angst vor dem Tod hab, Angst vorm Sterben. Ich will 'n gutes Leben, sag ich, und wenn ich das hatte, dann tret' ich gern ab.

Ich will nicht behaupten, dass ich immer sauber war, denn das wäre 'ne Lüge. Wenn es was zu holen gab, bisschen heiße Ware, war ich immer dabei. Kupferleitungen, Maschinen von der Baustelle. Nichts Großes. Ich kann nicht viel, hab nie was gelernt, nichts Ordentliches. Der Job an der Säge, das war kein Zuckerschlecken, und du musst immer die Fresse halten, weil der nächste Kanake nur drauf wartet, dass du's drangibst, und der macht es für die Hälfte, und die Dachpappe, die nach dem kommt, macht es für die Hälfte der Hälfte.

Zum Sterben zu wenig. In der Stadt kostet alles. Nicht nur, dass du selbst nie genug hast, alle anderen glauben, du hast auf jeden Fall immer noch mehr als sie. Jeder versucht's dem Nächsten abzunehmen. So läuft das. Zuerst kommt immer das Fressen. Deswegen hab ich kein Problem damit, die Krumme zu machen, wenn's sich anbietet. Und als sie sagt, sie hat da 'ne Möglichkeit, an richtig viel Asche zu kommen, da höre ich genau hin.

10

Die Hütte stand auf einer Landschneise an einem See, der von einem Nebenarm des Flusses gespeist wurde. Ein primitiver Verschlag, mit außenliegender Toilette und Regenwasserzisterne. Gustav Rio hatte es immer abgelehnt, in einem von Wasserfuhrs Mietshäusern zu wohnen.

Bisch konnte das dumpfe Gluckern des Diesel-Generators hören, als er in die namenlose Stichstraße einbog, die zur Hütte führte. Er drosselte das Tempo und ließ den Defender ausrollen. Gustav Rio saß auf einer Bank vor der Hütte und schälte Kartoffeln. Er wusch die mit Erde verkrusteten Kartoffeln in einem verbeulten Blechtopf, schälte sie mit einem kleinen Opinel. Seine Bewegungen waren langsam, dafür sehr genau: Er setzte die Klinge immer nur einmal an. Die langen Schalenstreifen türmten sich neben ihm auf einem rechteckigen Hochbeet. Er sah hoch, nickte Bisch zu und sagte: »Ich geh stoppeln. Sind ja die letzten Kartoffeln fürs Jahr.«

»Sagt da keiner was?«

Gustav zuckte mit der Schulter. »Was wollen die schon groß sagen, sind ja nur 'n paar Kartoffeln.«

Bisch setzte sich neben ihn auf die Bank und warf einen Blick in den Blechtopf. »Erwartest du Gäste?«

»Eigentlich bin ich gern für mich allein«, sagte Gustav und ließ eine frisch geschälte Kartoffel in den Topf fallen. »Aber manchmal lassen sich Gäste einfach nicht vermeiden.«

Er legte das Messer aus der Hand und holte eine Schachtel Zigaretten aus der Brusttasche. »Du rauchst ja nicht mehr.«

»Hab's vor Jahren drangegeben.«

»Wahrscheinlich 'ne gute Entscheidung.« Er legte die Schachtel auf die Bank. »Aber 'n Bier nimmste?«

»Zu 'nem Bier sag ich nicht Nein.«

Gustav Rio stand auf und verschwand in der Hütte. Bisch hörte trockenen Husten, dann das Klirren von Glas. Gustav kehrte mit zwei Bierflaschen zurück, öffnete sie mit dem Griff seines Messers und schob sich die Kronkorken in die Hosentasche. Das Bier war eiskalt. Sie tranken, lehnten sich auf der Bank zurück und streckten die Beine aus.

»Ich hab gehört, du arbeitest nicht mehr für den alten Wasserfuhr«, sagte Bisch nach einer Weile.

Gustav lachte. »So kann man das auch sagen, ja.«

Bisch hob die Augenbrauen.

»Hast du's nicht mitbekommen?« Gustav schüttelte den Kopf. »Wärst wirklich der Letzte.«

»Was soll ich mitbekommen haben?«

»'s wird alles verkauft.« Er nahm noch einen Schluck und zog eine Zigarette aus der Schachtel. »Zuerst das Land im Tal, und über den Rest, da reden sie später.«

»Nein«, sagte Bisch. »Hab ich nichts von mitbekommen.«

Gustav steckte sich die Zigarette zwischen die Lippen. »An eine Firma ausm Norden, die wollen hier 'n Lager hinbauen, Zentrallager nennen die das, ganz modern mit allem Drum und Dran, Hightech, tausenddreihundert Parkplätzen.«

»Tausenddreihundert Parkplätze?«

»Musst du dir mal vorstellen. Haste überhaupt schon mal so viele Autos auf einmal gesehen?«

»Nicht, dass ich wüsste.«

»Ich auch nicht«, sagte Gustav Rio. »Ich auch nicht.«

Sie tranken schweigend das Bier.

»Hätt ich ja nie für möglich gehalten, dass der alte Wasserfuhr sein Land verkauft«, sagte Bisch. »Wollt sich doch vergrößern, die Parzellen von Knott und Frühreich drüben, denen hatte er vor paar Jahren ein Angebot gemacht, und soweit ich weiß, muss das gut gewesen sein.«

»Der alte Wasserfuhr, der würde dir nicht mal den Dreck unter seinen Fingernägeln verkaufen! Niemals würde der auch nur einen einzigen Hektar verkaufen. Der sitzt seit fünfzig Jahren hier wie die Made im Speck.« Gustav holte tief Luft und riss ein Streichholz an. »Hast du den Alten mal gesehen in letzter Zeit – ich meine, nach dem letzten Schlaganfall?«

Bisch schüttelte den Kopf.

»Tja«, machte Gustav und nahm einen Zug aus der Zigarette. »Der wird nicht mehr, das kann ich dir garantieren, ist nur noch Gemüse oben drin bei dem. Der hängt noch an irgendwelchen Geräten, aber ist absehbar, dass der den Löffel abgibt.«

»Ich weiß nicht«, sagte Bisch. »'n sturer Drecksack, aber im Grunde 'ne ehrliche Haut.«

»'ne ehrliche Haut?« Gustav klopfte sich mit der Faust auf die Brust und spuckte ins Beet. »Kennst doch die Geschichte, wie die Familie zu Geld gekommen ist … Nach dem Krieg war es nicht mehr das Land von Hichenberg oder Berkowitz, da hat es immer schon den Wasserfuhrs gehört – alles ordentlich beglaubigt und mit Dokumenten. Deutsche Wertarbeit, würd ich sagen.« Er nahm noch einen Schluck und machte eine ausladende Handbewegung. »Sein Sohn kam letzte Woche hier anstolziert, hat einen auf Mitgefühl gemacht, sei ja auch 'ne schwierige Situation für ihn, das müsste ich verstehen, Zeiten ändern sich, das Unternehmen, das soll neu aufgestellt werden, und für mich, da hätten sie leider keine Verwendung mehr …«

»Das hat er so gesagt – *keine Verwendung mehr*?«

Gustav Rio wischte sich mit der Hand über den Mund. »Über dreißig Jahre hab ich für den Mann gearbeitet. Ich meine, was der Alte nicht alles vorhatte, dass der nicht pleitegegangen ist, ist ein Wunder, aber im Grunde ist der immer Bauer geblieben – Vieh, Milch, Getreide, damit hat der sein Geld verdient, und gutes Geld.« Er ließ die Zigarettenkippe in die leere Flasche fallen. »Jetzt sitz ich hier und muss zusehen, wie sie aus dem guten Land Parkplätze machen.«

Bisch stellte die Flasche auf die Bank. »Schon 'ne Idee, wie's weitergehen soll?«

»Wie soll's denn schon weitergehen, Wouter? Achtundsechzig, achtundsechzig Jahre bin ich im Juni geworden, überleg dir das mal. Denkste, ich fang jetzt noch mal was Neues an? Wer stellt so einen überhaupt ein? So einen wie mich? Da mach ich mir keine Illusionen. Hier, das hier, das war's, danach kommt nix mehr. Ist auch vollkommen in Ordnung so, vollkommen in Ordnung, sag ich dir! Mein Sohn lebt seit 'n paar Jahren in Kanada, dem geht's richtig gut, Frau, zwei Kinder, dreihundert Hektar, macht bisschen Holz, hält sich paar Hühner, repariert hier und da mal was, der kommt immer irgendwie über die Runden.«

Bisch nickte.

»Siehst ja, ich brauch nicht viel, ich nehm keinem was weg, und stören tue ich auch keinen. Mir reicht 'ne kleine

Hütte, 'n Fluss, wo man vernünftig angeln kann, und mit der .22er knipse ich mir die Gänse ab.«

»Genug Kleingeld haste sicher auch übrig.«

»Vertue dich nicht.« Gustav Rio zündete sich eine neue Zigarette an. »Der alte Wasserfuhr war 'n Geizhals, wie er im Buche steht, klassischer Bauer eben, der hat nie viel Lohn gezahlt, der Mann. Aber ich krieg 'ne Abfindung, das hat sein Sohn mir hoch und heilig versprochen. *Abschiedsgeld* nennt der das, weil ich mir hier 'n halbes Leben lang die Knochen kaputt gemacht hab, und natürlich auch, damit ich schön das Maul halte, wenn ich gehe.« Er leckte sich mit der Zunge über die Lippen. »Ist jedenfalls 'n feines Sümmchen, da hat er sich nicht lumpen lassen, das muss ich schon sagen.«

»Wird ihm sicher nicht wehtun«, sagte Bisch. »Zur Not gibt er dir den Klunker an seinem Finger.«

Gustav Rio rieb sich über die Schenkel. »Hat er dich auch schon besucht, ja?«

»Heute Morgen«, sagte Bisch. »Unten bei den Fallen. Sollte ihm einen Gefallen tun.«

»Ach ja?«

Bisch krümmte langsam seinen Zeigefinger.

»Ja, der macht sich nicht die Hände schmutzig, der hat studiert, das scheint so was wie 'ne Heiligsprechung zu sein.«

»Hab ihn schwitzen lassen«, sagte Bisch. »Wenigstens unter die Erde bringen soll er's, das gehört sich so.«

»Was sich gehört und was sich nicht gehört, das ist heute so 'ne Sache, da blicke ich, ehrlich gesagt, schon lange nicht mehr durch.« Gustav schüttelte den Kopf. Er rauchte und trank schweigend das Bier. Dann sagte er: »Wo mein Junge lebt, das ist 'n kleines Nest, wie hier, da gibt's jede Menge Indianer, leben alle in 'nem Reservat, und die Regierung erlaubt denen, ihren Schnitt mit Zockerei zu machen, also haben die ein riesiges Kasino neben den Highway gesetzt, und da karren die Leute an, Busladungen voll. Die machen den ganzen Tag nix anderes wie Zocken, an Automaten, mit Karten und Würfeln, was weiß ich.« Er machte eine Pause und ließ die Zigarettenkippe in die Bierflasche fallen. »Anfang des Jahres gab es da ’ne Schießerei, ’s ging ums Geld, wie immer. Einer fühlte sich betrogen, zog ’n Revolver, und es wär weiß Gott was passiert, doch einer der Sicherheitsmänner, einer von den Indianern, war schneller, der hat ihm in den Kopf geschossen. Sofort tot.« Er atmete durch. »Klare Sache, möchte man meinen. Notwehr. Aber dann gibt es plötzlich Zeugenaussagen – der eine hat es so gesehen, der andere wieder anders, auch die Kameras haben nicht alles drauf. Das Ende vom Lied ist, alle möglichen Leute werden vernommen und müssen zum Lügendetektor, das ist dieser Test, wo sie dich verkabeln und dir dann Fragen stellen. Einer von den Spezialisten da sagt, das könnten sie alles gleich wieder vergessen, denn das würde bei Indianern nicht funktionieren.« Gustav klopfte mit der flachen Hand auf die Bank. »Weißt du, was das bedeutet?«

Bisch nahm den letzten Schluck Bier. »Was soll das bedeuten?«

»Dass du nie weißt, ob dich einer von denen belügt, nicht mal, wenn er verkabelt ist. Du weißt es einfach nicht. Der könnte dir jederzeit ’ne verdammte Lüge auftischen, du würdest es nicht mitbekommen.«

»Hast du mal jemanden belogen?«

Gustav beugte sich zu ihm herüber. Speichelflocken klebten in seinen Mundwinkeln. »Ich habe mit Sicherheit schon mal jemanden belogen.«

»Bist du nicht der Einzige.« Bisch klopfte sich Staub von der Hose und trat gegen den Pfosten der Bank. »Ich muss nach den Fallen sehen.«

»Ist gut«, sagte Gustav und spuckte auf die Schalen. »Ich hab sowieso noch was zu tun.«

»Wir sehen uns.«

»Lässt sich kaum vermeiden.« Er nahm das Messer und steckte die Klinge in eine ungeschälte Kartoffel. »Was ist mit dem Ami-Schnaps, den wir mal draußen bei dir hatten?«

»'n Rest ist noch in der Flasche ... Du hast ihn mir mal zum Geburtstag geschenkt.«

»Musst ja gottverdammt alt sein, wenn ich mich da nicht mehr dran erinnern kann.«

Die beiden Männer lachten.

»Vor dem Winter«, sagte Gustav mit leiser Stimme. »Vor dem Winter will ich weg sein. Sobald der Junge mir das Geld bringt – ich hab gesagt, ich nehm nur bar, sonst nichts.«

»Und dann legst du's dir unter die Matratze?«

»Was mir ist, ist mir, das kann mir keiner mehr nehmen, so sehe ich das.« Er nickte Richtung Hütte. »Unter meiner Matratze liegt höchstens 'ne tote Maus.«

Bisch sah den alten Mann noch im Rückspiegel, bis er im Staub nicht mehr zu erkennen war. Der Zubringer folgte dem Flusslauf. Für die Weiler und Höfe war die einspurige Straße der einzige Weg aus dem Tal. Wilde Kamille und Knöterich sprießten aus den Rissen im Asphalt. Er wich nur den größten Schlaglöchern aus.

Er mochte die Fallenjagd nicht. Zu oft hatte er in die Augen von Tieren geblickt, die in einem engen Korb aus Stahldraht gefangen auf ihren Tod warten mussten. Die Fangschüsse, die er mit seiner Kurzwaffe ansetzte, brachten das Ende zwar kurz und schmerzlos, fühlten sich jedoch immer wie Fehler an. Doch Ludwig Ringhofer bestand auf der Niedrighaltung des Raubwilds. Jedes erste Novemberwochenende lud er seine wichtigsten Geschäftspartner zu einer groß angelegten Gesellschaftsjagd ein und die Fallenjagd garantierte allen eine befriedigende Ausbeute. Ringhofer hatte ihm unmissverständlich klargemacht, dass dieser Termin sehr bedeutend sei. Keiner seiner Jagdgäste solle enttäuscht wieder abreisen müssen.

Er parkte neben einer Reihe hoch gewachsener Hainbuchen, stellte den Motor ab und stieg aus. Das Dielenbrett, das zwischen den Sitzen stand, stammte aus der Werkstatt eines pleitegegangenen Verschalers in Altglück. Er klemmte es sich unter den Arm und hob die Falle aus dem Kofferraum. Für dreihundert Meter folgte er dem Bachverlauf, dann sprang er das mit Schilfrohr bewachsene Ufer hinab. Die Niederschläge der letzten Tage hatten eine gelbliche Färbung in das Wasser eingebracht. Die Luft im Bachbett war dunstig und kühl. Er platzierte das Brett auf den Uferkanten und stellte die Falle auf das hintere Ende. Mit dem Zeigefinger tippte er noch einmal prüfend gegen das Sichtfenster, verschloss den Schieber und stellte die Fangklappen hoch. Als Köder benutzte er ein Stück in Alufolie verpackte Leberwurst. Am nächsten Morgen würde er die Falle das erste Mal kontrollieren. Er verwitterte das Brett noch mit loser Erde und stieg dann die Böschung wieder empor.

Während er auf der Landstraße neben dem Fluss fuhr, dachte er an Gustav Rio. An die Hütte, die er bauen wollte. Die Sache mit den Indianern und dem Lügendetektortest. Er versuchte sich zu erinnern. Margot hatte er nie belogen. In all den Jahren nicht. Das Haus lag in einem irisierenden Licht da. Dichter Rauch zog aus dem Fang über das Schieferdach. Die Außenmauern noch dunkel vom Regen. Eine Mehlschwalbe am Horizont. Er sah ihr nach, bis der weiße Bürzel in der Dämmerung verschwunden war.

Die Tageszeitung steckte zusammengefaltet im Obstkorb. Er löste zuerst das Kreuzworträtsel, las den Sportteil, danach einen Artikel über das geplante Bauvorhaben. Über zwei Seiten war eine dreidimensionale Skizze des fertiggestellten Zentrallagers abgedruckt – ein mehrstöckiges Gebäude mit Verladerampen und angrenzendem Parkplatz.

»Tausenddreihundert«, sagte er und umrandete den Parkplatz mit dem Kugelschreiber. Er schraffierte die frei gebliebenen Stellen – Land, auf dem Weizen und Zuckerrüben gediehen, auf dem Schafe und Kühe weideten.

Der Kaffee aus der Thermoskanne war noch lauwarm. Er gab einen Schluck Sahne dazu und nahm die Tasse mit ins Arbeitszimmer. Auf dem Schreibtisch breitete er eine weiche Gummimatte aus, legte den Drilling auf die Unterlage, rieb Schaft und Basküle mit einem Baumwolltuch ab. Dann zog er Werg durch die Läufe und schob eine Auflage unter den Schaft, damit der Reiniger einwirken konnte.

11

Dampf stieg von ihrer feuchten Haut auf. Im Wagen war es heiß und stickig. Thies öffnete das Seitenfenster. Sie legte einen Fuß auf das Armaturenbrett.

»Das Haus«, sagte sie und atmete aus. »Und das Land. Irgendwann gehört das alles mal dir.«

»Nein, vergiss es. Karl macht seine eigenen Gesetze.«

Das Haus lag im fahlen Nachmittagslicht. Er parkte den Wagen auf dem Rasenstück. Die Tür stand einen Spaltbreit offen. Das Licht in der Diele war eingeschaltet.

Karl saß im Wohnzimmer. Beine ausgestreckt. Eine Flasche Bier in der einen, die Nagant in der anderen Hand. Seine Füße lagen auf dem Geldkoffer. »Gibt nichts, was ich mit vernünftigem Werkzeug nicht hinkrieg.« Er schnippte mit den Fingern. »Keine drei Minuten, hab ich jedes Schloss auf, ich muss nicht mal drüber nachdenken, und ich mach es so, dass es keiner mitkriegt, aber ihr wart ja auch beschäftigt.« Dann zeigte er mit dem Flaschenhals auf Thies. »Du tauchst hier nicht einfach so wieder auf, nicht nach der ganzen Scheiße ...«

Monique schüttelte den Kopf. »War ’ne beschissene Idee, ich hab’s gleich gesagt.«

»Hast die Fresse von ’nem Engel. Könntest ’n Heiligen anlügen, ohne mit der Wimper zu zucken. Nicht mal ’n Klaps auf die Finger würdest du kriegen.«

»Weißt nie, wem du trauen kannst.« Thies tippte mit der Fußspitze gegen den Koffer. »Blut ist dicker als Wasser.«

Karl nahm die Füße vom Koffer und stellte die Bierflasche daneben. »Ist das Gier oder Dummheit?«

»Wenn sie mich drankriegen, spielt das keine Rolle mehr.«

»Ist ’ne Menge Geld da drin.« Er trat gegen den Koffer. Die Flasche kippte um. Das restliche Bier floss über den Boden. »Harte Arbeit, eins der wenigen Dinge, die Vater uns beigebracht hat, die richtig waren.«

»Vater ist tot«, sagte Thies. »Und er war kein reicher Mann, als sie ihn in der Erde verscharrt haben.« Er zeigte auf den Koffer. »Sind die Löhne von Rumänen, Bulgaren, das letzte Volk, Pack aus dem Osten. Wanderarbeiter, die hausen im Wald, scheißen in Erdlöcher, die tun alles für ’n paar Scheine, aber der Typ, der die Verträge macht, denen das Blaue vom Himmel runterlügt von wegen goldene Zukunft, der kassiert im großen Stil, der hat sich schon ’n paarmal abgesetzt.«

»Bestiehl einen Dieb«, sagte Karl. »Dann kann niemand Fragen stellen.«

»Hat gedauert, aber irgendwann hat er Geld dabei, das wusste ich … Ende der Geschichte.«

»Die da draußen, die scheinen was zu haben, an das du glaubst, so was wie Gott«, sagte Karl. »Als sie Vater den Arm amputiert haben, hatte der immer noch Schmerzen drin, ich hab gedacht, das kann nicht sein, die Nerven, alles tot, aber die Ärzte sagen, das nennt man Phantomschmerz – der Körper glaubt, alles ist wie immer, deswegen macht er das –, und Geld, Geld ist wie Phantomschmerz. Wenn du’s nicht hast, tut’s dir weh, aber im Grunde spielt nur dein Kopf verrückt.«

»Phantomschmerz«, wiederholte Thies und machte eine wegwerfende Handbewegung. »Vater hätte das Land schon lange verkauft, der hätte sich 'nen Dreck darum geschert, was damit passiert, hat der damals schon nicht.«

»Sollst dir nicht das Maul zerreißen über Dinge, von denen du keinen Schimmer hast.« Karl strich sich mit den Fingerspitzen über den Hals. »Vater hat an Ringhofer verkauft, weil's nicht anders ging, weil er musste. War die letzte Chance, hier alles am Laufen zu halten, und ich kann dir sagen, was das aus ihm gemacht hat – 'n verdammten Krüppel hat's aus ihm gemacht. Als hättest du ein Stück aus ihm rausgerissen. War nicht mehr derselbe Mann.«

»Was noch übrig ist, ist gutes Land, und wenn's hart auf hart kommt, dann lässt du's dir versilbern.« Thies sah aus dem Fenster. »Große Reden schwingen ist billig, wenn du was in der Hinterhand hast.«

»Wäre auch dein Land gewesen. Aber du bist weggelaufen, wie ein Feigling bist du weggelaufen.«

Der Gestank von Reinigungsbenzin und verbrennendem Papier wehte durch das offene Fenster. Thies blickte über Karls Schulter. In dem flachen Teil des Hinterhofs, kurz vor dem Verhau, befand sich die Feuerstelle. Ein Windstoß blies heiße Asche über die Randsteine. Er griff nach dem Koffer, der auf dem Boden lag. Als er ihn hochhob, klappten die Deckel auseinander. Das Schloss war offen. Der Koffer leer.

Das Lächeln in den Mundwinkeln seines Bruders verbarg nichts. Thies spürte Übelkeit in der Kehle.

Die Geldbündel glosten. Verbranntes Notenpapier trieb mit dem Wind auf. Er trat mit voller Wucht gegen die Hintertür, verlor auf dem Holzboden das Gleichgewicht, fiel hin, stand wieder auf. Er grub in den Flammen, schob sich ein Bündel unversehrter Scheine zwischen die Zähne. Der Geschmack von Asche auf seiner Zunge. Die Hitze ließ die Haut an seinen Händen aufplatzen. Drei Bündel. Vier Bündel. Er legte sie nebeneinander in das nasse Gras. »Du Sau!«, schrie er. Blut lief ihm über den Handrücken. »Du verdammte Drecksau!«

Karl wartete hinter der Tür. Er schlug einen ansatzlosen Haken auf den Rippenbogen. Die Wucht nahm Thies den Atem. Karl holte noch einmal aus. Eine harte, präzise Gerade an die Kinnspitze. Thies sackte zusammen und glitt bewusstlos zu Boden. Monique stand in der Mitte des Raums, ihre Hände lagen auf der Stuhllehne. Karl machte einen Schritt zur Seite, den Kopf geduckt, die Schultern nach vorne gekrümmt. Er sah ihre Bewegung, rollte mit dem Schlag, ein Stuhlbein streifte sein Ohr. Dann bekam er sie zu fassen. »Du kleine Fotze«, sagte er und legte den Daumen auf ihren Kehlkopf. Sie war federleicht. Ihr Hinterkopf prallte mit voller Wucht gegen die Wand. »Steh auf, komm schon, steh auf.« Er zog sie an den Haaren wieder auf die Beine. »Du solltest lieber träumen, dass du der Teufel bist«, sagte er und strich ihr eine Haarsträhne aus dem Gesicht. »'s gut, was du machst, aber ich seh das, ich seh durch dich durch.« Er schlug ihr mit der Faust auf den Mund. Die Spannung wich aus ihrem Körper, sie wurde schwer. Er ließ sie los. Sie fiel zu Boden und blieb reglos liegen.

»Hättest hingehen können, wohin du willst.« Karl drehte den Absatz seines Stiefels tiefer in das Gewebe über dem Adamsapfel. Er sah auf seinen Bruder hinab. Sonnenlicht schien auf die schmale Fläche hinter dem Haus.

12
KARL

Es ist nicht gesund, was mein Bruder getan hat. Was er mit sich hat machen lassen. Wie eine Krankheit ist das. Man will sich nicht damit anstecken. Keiner will das. Man rottet die Krankheit aus, indem man die Kranken ausrottet. So wurde das schon immer gemacht.

13

Bisch ließ das Licht im Arbeitszimmer ausgeschaltet. Er ging ins kleine Bad, wusch sich das Gesicht, hörte die frühen Vogelstimmen durch das gekippte Fenster. Nachtigall. Feldlerche. In anderthalb Stunden würde die Sonne aufgehen. Gläserklirren drang aus der Küche.

Sie sah nicht auf, als er die Küche betrat. Zwei leere Weinflaschen standen auf dem Tisch. Ihr Glas war voll. Sie zündete sich eine Zigarette an und nahm einen Schluck.

»La Contrabass«, sagte er und drehte die Flasche so, dass er das Etikett vollständig lesen konnte. »Ist das die letzte?«

Sie schwieg.

Er tippte gegen den Flaschenhals. »Du hast zwei Flaschen Wein getrunken ...«

Sie umfasste den Stiel mit den Fingern. »Ich konnte nicht schlafen.«

»Wie lange sitzt du hier schon?«

»Störe ich dich?«, fragte sie und nickte Richtung Diele.

Er blickte auf die offen stehende Tür des Arbeitszimmers. »Damit du zur Ruhe kommst, dachte ich ...«

Sie starrte über den Tisch hinweg und hob das Glas an die Lippen. Er nahm seine Jacke von der Stuhllehne.

Er schnallte sich nicht an. Er beschleunigte und fuhr über die Kreuzung, ohne auf Gegenverkehr zu achten. Erst als die Steine der Schotterpiste gegen den Unterboden schlugen, drosselte er die Geschwindigkeit. Er hielt auf einem Feldrand in der Nähe der Felle und ließ den Motor laufen. Mit dem Scheinwerferlicht im Rücken folgte er dem Bachverlauf. Das dumpfe Scharren hörte er schon von Weitem. Bisch sah zurück zum Defender. Der Abfangkorb stand im Kofferraum.

Er ging nicht zurück. Erkletterte die Böschung hinunter, legte eine Hand auf die Falle und zog den Lochschieber auf. Hinter dem Gitter leuchteten ein Paar Raubtieraugen. Er erkannte eine schmale Schnauze mit langen, hellen Unterhaaren, nahm den unverwechselbaren Uringeruch wahr. Der Fuchs duckte sich, machte sich klein, legte die Ohren an. Als Bisch das Winseln hörte, schüttelte er den Kopf und öffnete die hintere Fallentür. Der Fuchs steckte die Nase ins Freie, wartete zögernd ab, sprang schließlich auf den moosbewachsenen Uferboden. »Nächstes Mal«, sagte Bisch. Er verschloss die Falle und sah dem Fuchs hinterher, der mit wehender Lunte im Dickicht verschwand. Im Schatten der Nadelbäume blieb er noch einmal stehen, hob den Kopf und keckerte dreimal. Dann verschwand er im Unterholz. Bisch hörte auf das fließende Wasser. Ein leises, gleichmäßiges Rauschen. Er stand lange so da, Hände in den Taschen, Blick auf den Waldrand gerichtet. Als er zurück zum Defender ging, war die Sonne bereits aufgegangen.

Er fuhr über die verlassene Straße am Fluss, vorbei an abgegrasten Weiden und Heideflächen, bis er den Geruch von Öl und Benzin wahrnahm. Die Tankstelle war vollständig modernisiert worden, das umliegende Areal planiert und begrünt. Überdachte Tanksäulen. Waschanlage mit eigener Zufahrt. Umzäunter Außenbereich mit Bänken und Kinderspielplatz. Hinter der Glasfront Kühlschränke, in denen diverse Biersorten, Getränkedosen und Spirituosen lagerten. Daneben Regale mit Tageszeitungen und Hochglanzmagazinen. Im rechten Teil des Gebäudes befand sich ein Bistrobereich. Eine erleuchtete Theke mit Kuchenvitrine, davor mehrere runde Stehtische. In einer Nische ein chromverkleideter Kaffeevollautomat.

Die Schiebetür öffnete sich mit einem mechanischen Surren. In dem großen, hellen Raum war es kalt, die Klimaanlage lief auf vollen Touren. Bisch knöpfte seine Jacke zu, nahm eine Tageszeitung vom Stapel und faltete sie auseinander. Er las die Schlagzeilen, blätterte weiter zum Lokalteil. Kein Wort über die Großbaustelle. Er legte die Zeitung zurück und nickte der Frau hinter der Kasse zu. Vor den Kühlschränken blieb er stehen und blickte auf die Bierflaschen, die aufgereiht hintereinander standen. Das Glas der Tür war beschlagen, Kondenswasser tropfte auf den Boden.

Er ging an den Vitrinen mit Kuchen und belegten Brötchen vorbei und blieb vor der Kasse stehen. Die Frau sah ihn an. Er nahm die Zeitung wieder vom Stapel.

»Ist das alles?«, fragte die Verkäuferin und hob die Augenbrauen. Bisch nahm die letzte Flasche Weizenkorn, die in einem Regal neben anderen Spirituosen stand, und stellte sie auf die Plastikschale für das Wechselgeld. Dann drehte er sich um. Er war der einzige Kunde. Die Verkäuferin sagte ihm den Preis, aber er hörte nicht zu, sondern legte einen

Fünfziger auf die Zeitung und verstaute den Korn in seiner Jackentasche. Sie runzelte die Stirn, als er das Kleingeld in der Schale liegen ließ und nur die Scheine einsteckte.

»Für Sie«, sagte er und rollte die Zeitung zusammen.

Draußen holte er tief Luft und schüttelte sich. Seine Hand glitt in die Jackentasche. An der Motorhaube des Defender lehnte Gustav Rio in einem blauen Arbeitsoverall. Die speckige Mütze hatte er sich in den Nacken geschoben. Eine brennende Zigarette steckte in seinem Mundwinkel.

»Dich trifft man auch überall.« Bisch öffnete die Beifahrertür und legte die Zeitung auf den Sitz.

»Was steht 'n drin?«

»Wenn ich's wüsste, hätt ich sie nicht gekauft.«

»Jedenfalls alles nagelneu hier.« Gustav Rio nickte Richtung Tankstelle. »Hatt sicher 'ne ganze Stange Geld gekostet.«

»Ja«, sagte Bisch. »Aber ob sich's auch lohnt?«

Rio lachte. »Dahinten ziehen sie die Siedlung hoch, einen Hasenkäfig nach dem anderen stellen die dahin, und dann wird auch die Straße ausgebaut ...«

Bisch nickte.

»Hab deinen Wagen gesehen.« Gustav zeigte auf den Fluss. »Warste bei den Fallen?«

»Unten am Bach hab ich eine stehen. Aber noch nix drin.«

Gustav schnippte die Zigarette auf den Boden und trat sie mit der Schuhspitze aus. »Hast du's mit Fischöl probiert?«

»Nein.«

»Solltest du.«

Bisch sah über die Schulter auf die Uhr im Armaturenbrett. »Ziemlich früh für dich.«

»War mit Kurtsiefer draußen. Hat kurz nach Mitternacht angerufen.«

Sie schwiegen eine Weile.

»Der Kaffee hier ist gut«, sagte Rio dann. »Zuerst dachte ich ja, 's is' die gleiche Scheiße aus Automaten wie überall sonst auch, aber ich hab mich geirrt.« Er stieß sich von der Motorhaube ab. »Hattest du schon einen?«

Bisch schüttelte den Kopf.

»Kurtsiefer hat heute Morgen eines seiner Schafe gefunden, 's lag ziemlich weit weg von der Herde, oben am Waldrand, vor der Schlucht.« Er räusperte sich. »Sauberer Biss in die Drossel, so was hab ich lange nicht mehr gesehen, is' wahrscheinlich jämmerlich dran erstickt, das Vieh.« Er kratzte sich am Nacken und sagte leise: »Pansen und Decke lagen noch im Gras.«

Bisch schloss die Beifahrertür.

»Ich hab Fischöl für dich, falls du welches brauchst. Selbst gemacht. Aus Resten vom Räucheraal, funktioniert bestens …«

»An was hast du gedacht«, fragte Bisch und legte eine Hand auf die Motorhaube. »Als du das Schaf gesehen hast?«

»Ich kann mich irren, aber ich bin ich mir ziemlich sicher.« Er zuckte mit der Schulter und holte einen Schlüsselbund aus der Hosentasche. »'s liegt in 'ner Scheune die Straße runter. Kurtsiefer war ganz aufgeregt, was er jetzt tun solle und so weiter, aber ich hab ihm gesagt, ich entsorge den Kadaver und kümmere mich um den Rest, von wegen versicherungstechnische Gründe.«

»Und Wasserfuhr?«

»Ist nicht mein Problem.« Rio winkte ab. »Ich arbeite nicht mehr für den Mann.«

»Die Straße runter, sagst du.« Bisch sah über die Neonreklame der Tankstelle hinweg und zog die Beifahrertür wieder auf. »Der nächste Kaffee geht auf dich.«

»Hast ja jetzt was zum Verlängern.« Gustav Rio klopfte ihm auf die Schulter und setzte sich in den Defender.

Der Himmel war grau und wolkenlos. Ein Mäusebussard zog weite Kreise. »Nimm die Abkürzung«, sagte Gustav Rio und zeigte auf einen überwachsenen Wirtschaftsweg. Nach hundert Metern tauchte die rote Scheune am Horizont auf. Bisch musste an den Hirsch denken. Sein Blut so rot wie der Lack. Er öffnete das Seitenfenster. Sie hielten neben einem versiegten Brunnen und stiegen aus. Gustav Rio ging voran, öffnete das Scheunentor mit einem angerosteten Langbartschlüssel.

»Ich dachte, du arbeitest nicht mehr für den Mann?«, sagte Bisch, als Gustav das Tor aufzog. Gustav lachte und ließ den Schlüssel in seiner Hosentasche verschwinden. Ein strenger, süßlicher Geruch drang ihnen entgegen.

Die Überreste des Schafs lagen auf einem niedrigen Holztisch. Mit Spinnweben überzogene Werkzeuge waren eilig zur Seite geschoben worden, eine Erste-Hilfe-Decke über der Platte ausgebreitet. Der Kopf des Tieres lag abgewinkelt auf der Kante, der Hals weit überstreckt. Er schien unverletzt. Keine Blutspuren im Fell, keine offensichtlichen Wunden. Die Aasseite hingegen lag wie ein Fächer um den Nacken, dahinter die frei liegende, abgenagte Wirbelsäule. Von den Flanken waren nur Reste übrig – dünne, hellrote Muskelfetzen, die an den Rippenbögen hingen.

»Die Läufe fehlen«, sagte Bisch und beugte sich nach vorne. Er strich mit den Fingern über die Kehle des Tieres und griff nach dem Messer an seinem Gürtel. Mit einer langsamen Bewegung setzte er einen Schnitt längs der Hauptsehne und schärfte Stück für Stück die Decke ab. Im Gewebe unter der Fellschicht erschien eine tiefe, blutunterlaufene Bisswunde. Er warf Gustav Rio einen langen Blick zu und wischte die Klinge an seinem Hosenbein ab. Gustav zeigte auf die blanken Knochen, die aus dem unteren Teil der Felldecke herausragten. »Für die Welpen.«

»Du denkst, es sind mehrere?«

»Gustav Rio kratzte sich am Nacken. »Wenn's hier überall so reichlich Fressen gibt?«

»Wir packen die Losung in Tütchen, schicken sie zu den Senckenbergs, die legen die Scheißeklumpen in Alkohol, und das war's ...«

Gustav Rio spuckte auf den Boden.

»Dem Landesamt musst du es melden. Und Wasserfuhr auch.«

»Du hast da was falsch verstanden. Mit dem feinen Pinkel habe ich keinen Vertrag, nie gehabt. Und das Amt, das ist mir, ehrlich gesagt, scheißegal.«

»Okay«, sagte Bisch. »Verstehe.«

»Wir könnten die Scheune hier abfackeln, das würde der nicht mal mitbekommen.«

»Ich kenn' den Jungen nicht.«

»Das is' dein Problem, ich sag's dir, das is' dein verdammtes Problem, dass du allem und jedem 'ne Chance geben willst.«

»Man schießt nicht auf Infanteristen.«

»Doch«, sagte Gustav Rio und lächelte kalt. »Wenn's um Leben und Tod geht, dann schießt du auch auf Infanteristen.«

Bisch zeigte auf die blutunterlaufene Wunde. »Das könnte der Sohn von irgendwem sein.«

»Ich weiß ...«

»Dein Sohn ist in Kanada«, sagte Bisch und steckte das Jagdmesser zurück in die Lederscheide.

Rio sog leise pfeifend Luft durch die Zähne. »So war das nicht gemeint.«

Bisch sah noch einmal auf das gerissene Schaf. »Schon gut. Hast ja alles richtig gemacht.«

Rio nickte und drückte das Scheunentor auf. Sonnenlicht drang durch die Ritzen zwischen den Balken, erhellte die Tenne. Bisch sog den Geruch von nass gewordenem Heu und getrocknetem Blut in sich auf. Dann trat er ins Freie.

14

Karl saß auf dem Stuhl in der Mitte des Raums. Der Lauf der Nagant zeigte auf seinen Bruder. Thies sah ihn mit glasigem Blick an. Dunkles Blut lief ihm die Schläfe herab.

»Mutter hat dich geliebt, bis zum Ende, aber für mich biste den Dreck unter'n Fingernägeln nicht wert.«

Thies schwieg. Er hob die Schulter, biss sich auf die Zähne, schnappte nach Luft.

»Weil du dein Maul nicht aufbekommen hast.«

»Deswegen hast du's verbrannt, ja?«

»Nein, damit du weißt, was du tun musst.« Karl fuhr mit den Fingern über den Lauf des Revolvers. »Es beginnt hier, und es endet hier.«

»Ich hatte 'n gutes Leben in der Stadt.« Thies richtete sich langsam auf. »Alles lief wie am Schnürchen.«

»'n gutes Leben«, sagte Karl. Er griff nach einem Plastikeimer, stand auf und ging über die Terrasse zu den Regentonnen. »Du hast trotzdem jeden Tag drüber nachgedacht.« Er schöpfte Wasser, kehrte in das Haus zurück und stellte den Eimer vor seinen Bruder auf den Boden. »Mutter war zerfressen von Schuld. An allem hat sie sich die Schuld gegeben. Dass der Alte verreckt ist, dass hier alles den Bach runter is', dass sie Leo ins Haus geholt hat ... und du kommst davon mit 'nem guten Leben?«

»'n Kind war ich.«

»Schwach warst du. Ich weiß, dass es nicht richtig ist, wenn einer wie Leo so was mit mir macht. Da brauche ich niemanden für, der mir das erklärt. Man weiß, was richtig und was falsch ist.«

Thies wandte den Blick ab und starrte auf die Weizenschläge, das tiefgrüne Gras der Wiesen. Karl ballte seine Hände zu Fäusten, öffnete die Finger langsam. »Reue erkennt man daran, wie sauber die Wunden sind«, sagte er und zeigte auf den Eimer. Thies beugte sich über den Eimer und tauchte seine Hände in das Wasser.

»Steh auf«, sagte Karl und schob sich die Nagant in den Gürtel. »Ich will dir was zeigen.« Dann wandte er sich an Monique. »Hier wird es nachts so dunkel, dass du die Hand nicht vor Augen siehst. Und bevor die Schmier hier ist, hab ich dir die Kehle durchgeschnitten. Ist nicht anders als bei 'ner Sau. Hast du mich verstanden?«

Die windschiefe Scheune stand hinter den Silos, deren Metallkuppeln das Tageslicht matt reflektierten. In der wabenartigen Struktur der Siloaußenwände lange, tiefe Risse. Auslauf und Kettenrad verrostet. Der Querbalken über dem Scheunentor hing durch, in den Seitenwänden fehlten Planken. Kaputte Eimer lagen im platt getretenen Gras. Ein Faltboot war auf zwei Autoreifen aufgebockt.

»Hatte bis vor Kurzem Hühner«, sagte Karl und nickte zu einem gemauerten Verschlag. »Hundert Viecher vielleicht. Sind letzte Woche weggekommen. Kiste auf und rein, die wachen erst auf dem Hänger richtig auf, und dann ...« Er tippte sich mit dem Zeigefinger gegen den Kehlkopf. Das Innere der

Scheune war düster. Im Halbdunkel waren Deckenbalken zu erkennen. Verlassene Vogelnester. Knäuel aus Spinnweben. Die in den Bansen gestapelten Heuballen bildeten eine breite Gasse in der Mitte. Karl holte eine Schachtel Zigaretten aus der Jackentasche. Hinter der Scheune fiel der Boden flächig ab, ging in eine spärlich bewachsene Hecke über. Auf dem Rasen lagen Klumpen vertrockneten Hühnerkots. In den Haselnusssträuchern hatten sich vereinzelte graue Federn verfangen. Eine Kastenfalle stand an der Scheunenwand. Der Draht verwittert und angelaufen. Auf dem rostigen Gitterboden lag eine tote Ratte, ihr Körper verwest. Nur der Schwanz war noch übrig. Thies würgte. Ein Speichelfaden troff von seiner Unterlippe. Karl blieb hinter ihm stehen. »Kommen vom Fluss rauf, die verdammten Viecher, die gehen an alles.« Hinter der Hecke begann der Wald. Zwischen den Fichten schimmerten feuchte Felder, das Wasser des Damms. Die Schotterstraße war der einzige Weg, der von der Scheune wegführte. »Letztes Jahr mussten se die Außenhaut am Damm abdichten.« Karl trat gegen die Falle. Die Gitterstäbe machten ein vibrierendes Geräusch. »Nach fünfzig Jahren. Hatten so viel Wasser abgelassen, dass du die alte Lütterkirche wieder sehen konntest, den Hof vom Hornstein. Eins sag ich dir«, er schüttelte den Kopf und blickte auf seine Hände, »'s sah aus, als wär's nicht hier, als wär's 'ne andere Welt.«

Vom Schotterweg gelangten sie auf eine schlecht asphaltierte, einspurige Landstraße, die zum Hauptdamm führte. Neben der zerbröckelten Fahrbahnmarkierung war ein Pfad platt getreten. Sie gingen hintereinander. Der Stausee leuchtete durch die Äste der Zypressen. Einer der Wassertürme hatte sich an mehreren Stellen verfärbt, rostbraune Ringe umzogen den Beton. Die Asphaltversiegelung des Hauptdamms war noch ganz hell, setzte sich vom grünlichen Wasser ab. In der Mitte der Herdmauer führte ein Steig zu einem innen liegenden Kontrollgang. Die Ufer waren spärlich bewachsen, Sand und Unkraut bildeten einen Streifen, der das Wasser vom Wald trennte. Der Füllstand war niedrig.

Karl streckte den Arm aus und legte eine Handkante auf die Wasserlinie. »Jede Woche holt einer die Felchen da raus, mit'm Netz, da gehen fünfzig, sechzig Kilo rein, sind alles Offizielle, und sagen tun die, die machen das wegen dem biologischen Gleichgewicht …« Er lächelte kalt. »Unten in der Stadt kannste se dann für teuer Geld in 'nem Restaurant kaufen, Schmetterlingsfilet, Rücken entgrätet.«

Der Weg, der weiter zum Damm führte, war von beiden Seiten mit Geißblattsträuchern zugewachsen. Karl teilte zwei Blätter mit den Fingern und pflückte eine der dunklen Beeren vom Stiel. Dann zeigte er auf die glitzernde Wasseroberfläche. »Als die das Wasser abgelassen haben, um das mit der Versiegelung zu machen, da haben die aufm Grund 'n Auto gefunden, komplett mit Algen überzogen. Muss jahrelang da drin gewesen sein.« Er rollte die Beere zwischen Daumen und Zeigefinger. »War 'ne Leiche drin. Alter Vermisstenfall, 'n Typ aus Fenergierscheid. Hatte sich verzockt. Haus weg, Frau weg. Stand hier in jedem Blatt.« Er blieb stehen, musterte Thies. »Siehst immer mehr aus wie unser Alter. Wie aus dem Gesicht geschnitten.«

Thies leckte sich über die Lippen. »Ich seh nicht aus wie unser Alter.«

»Wenn ich an unseren Alten denk, dann denk ich an den schwarzen Ledergürtel.« Karl fasste sich an den Oberarm. »Und wie das Ding geknallt hat.«

Sie gingen weiter. Der Weg führte über eine schmale Treppe auf den Damm. Karl stellte den Fuß auf die erste Stufe und stützte sich mit einer Hand auf dem Knie ab. »Als der Alte da stand, vor der rostigen Claas, Kopf halb in der Walze, da wusste ich, das Schwein hat's nicht anders verdient.« Er schloss die Augen. »Wie er da rein ist, das werde ich nie vergessen. Einen Tritt, mehr hat's nicht gebraucht. Danach war Ruhe. So still, das kannst du dir gar nicht vorstellen.« Er fasste sich an die Wange. »Und Leo, der hat noch für nichts bezahlt, für gar nichts hat der bezahlt.«

»Ich wollte das alles vergessen«, sagte Thies. »Leo, Mutter, den Alten. Dich wollte ich auch vergessen.«

Karl warf die Beere über die Brüstung. Sie rollte den Damm hinunter ins aufgestaute Wasser. »Sagst du das deiner Kleinen? Dass du alles vergessen hast?«

»Ich kann ihr dabei sogar in die Augen sehen.«

»Die Kleine weiß 'n Dreck über dich.«

»Du weißt 'n Dreck über mich«, schrie Thies. »Du hast keine Ahnung, das ist die Wahrheit.«

Karl sah noch, wie Thies auf der anderen Seite des Damms im Dickicht verschwand. Dann griff er nach dem Revolver in seinem Hosenbund. Ein Kormoran landete auf dem Ast einer Erle, beobachtete reglos die Wasseroberfläche. Karl zählte die Patronen in den Kammern und spannte den Hahn.

15

Bisch saß seit zehn Minuten im Wagen. Er sah die weiß gekieste Einfahrt hinunter, die in einem mit Zierblumen umrandeten Wendehammer endete. Ein hoher Zaun aus gesandstrahltem Metall umgab das Anwesen. Das Tor stand weit offen. Er nahm die Flasche Korn vom Armaturenbrett, rollte sie in einen Katalog von *Mauser* und legte sie ins Seitenfach.

Die Blumen im Wendehammer waren vertrocknet. Er klopfte, hörte Husten, dann Schritte. Wasserfuhr öffnete die Haustür einen Spaltbreit. »Dieser beschissene Regen«, sagte er und nickte zu den Pfützen in der Einfahrt.

Bisch räusperte sich. »Haben Sie einen Moment?«

»Kommen Sie rein.«

Von der Diele führte ein schmaler Gang in das Innere. Bisch sah auf seine schmutzverkrusteten Stiefel. Wasserfuhr winkte ab und ließ die Tür ins Schloss fallen.

»Haben Sie was Neues von Ihrem alten Herrn gehört?«

»Nichts Neues. Kann jede Stunde so weit sein.«

»Tut mir wirklich leid.«

»So ist das Leben. Aber deswegen sind Sie nicht hier.«

»Nein.«

Wasserfuhr lächelte. »Der verliert nicht viele Worte, der Bisch, sagte mein Vater immer. Kennen Sie ihn gut?«

»Gut kennen ist vielleicht etwas zu viel gesagt. Ich hab vor Jahren mal eine Erntejagd für ihn organisiert. Einer der Schützen hat in den Mais geschossen und dabei einen Jungen am Bein erwischt ... Ich habe die Wunde versorgt, während die anderen versuchten, auf ihren Mobiltelefonen den Notruf zu wählen ... War zum Glück nur ein Streifschuss.«

»Daran kann ich mich gut erinnern.« Wasserfuhr blieb stehen. »Der Junge, das war Edgar, der Sohn von meinem Bruder Harm.«

»Ja, richtig, jetzt, wo Sie es sagen, fällt es mir wieder ein. Ich hab ihn im Krankenhaus besucht. War schnell wieder hergestellt. Gutes Heilfleisch.«

»Hat gerade sein Studium beendet.«

»Wie die Zeit vergeht.«

»Können Sie laut sagen.« Wasserfuhr zeigte in den Gang. »Gehen wir in den Wintergarten.«

An den Wänden hingen Gemälde, die rheinische Landschaften zeigten. Hügel mit Alfalfa und Klee bewachsen. Flüsse. Nebelwälder. In der Mitte des Raumes stand ein runder, mit grünem Stoff bezogener Tisch.

»Vater hat mal mit einem pakistanischen Millionär gezockt, an diesem Tisch, ich war dabei, ich war vielleicht so alt wie Edgar, als die Sache damals passiert ist.« Wasserfuhr schloss die Augen. »Im Grunde hat er mich spielen lassen – ich habe die Karten gezogen, den Einsatz erhöht, das alles hat er mich machen lassen.«

»Hat Ihnen vertraut, das Richtige zu tun.«

»Zwanzigtausend«, sagte Wasserfuhr und lachte leise.

»Zwanzigtausend DM! Ich kann mich sogar noch an das Blatt erinnern – drei Könige, ein As, ein Bube. Und der Pakistani hatte nur ein lausiges Pärchen. Er hat zwar gelacht, als mein Vater mir die Scheine in die Hand gedrückt hat, aber ich bin mir sicher, es hat ihm was ausgemacht.«

»Manchmal hat man eben Glück.«

»Manchmal muss man es auch erzwingen.« Er zog einen Stuhl unter dem Tisch hervor und ging zu einem Buffet, das in einer Nische des Raums stand. Über dem Buffet hing das Porträt eines Jägers, der mit abgekippter Doppelflinte auf einem Baumstumpf saß. Im Hintergrund der Wald in blassen Farben. Zu seinen Füßen lag ein toter Wolf mit offenem Fang. Wasserfuhr nahm eine Flasche und zwei Schnapsgläser von dem Buffet.

»Und Sie?«, fragte er. »Spielen Sie? Oder spielen Sie nur, wenn Sie sicher sind, dass Sie gewinnen können?«

»Ich spiele gar nicht.«

Wasserfuhr schraubte den Verschluss von der Flasche. »Ich hab keine Ahnung, mit was für Kraut die den machen, aber mittlerweile ist es wohl illegal, das Zeug zu pflücken.« Er füllte die beiden Gläser bis zum Eichstrich.

»Porst«, sagte Bisch. »So heißt das Kraut. Es wächst in dem kleinen Sumpf unten im Tal.«

»Sie kennen sich eben aus ...«

»Man sagt, die Wirkung zeigt sich in den Träumen.«

»In den Träumen?«, wiederholte Wasserfuhr und lächelte. Dann trank er das Glas in einem Zug leer.

Bisch betrachtete die hellgrüne Farbe, fuhr mit den Fingerspitzen langsam über den Rand des Glases. »Heute Morgen habe ich mit Gustav Rio gesprochen«, sagte er und hob das Glas an die Lippen.

Wasserfuhr lehnte sich zurück. »Ich weiß – Sie und Gustav, das ist nicht einfach nur Arbeit, Sie beide, Sie sind so.« Er kreuzte Zeige und Mittelfinger übereinander. »Ich verstehe das, ich verstehe das absolut. Gustav Rio, das ist ... Solche Leute gibt es heute nicht mehr, das sind Unikate. Aber Sie müssen auch mich verstehen. Die Zeiten ändern sich, und was gestern Sinn gemacht hat, tut es heute vielleicht nicht mehr. Manchmal kann man es nicht ändern. So einfach ist das. Können Sie das verstehen?«

Bisch streckte die Beine aus. »Ein Mann wie Gustav Rio macht immer Sinn«, sagte er und trank einen Schluck. Er spürte leichtes Brennen auf den Lippen, die Wirkung des Alkohols, wie er vom Bauch in den Kopf stieg.

Wasserfuhr lachte. »Ich mag Sie, Bisch.« Er nahm die Flasche und füllte beide Gläser wieder auf. »Ich mag Sie wirklich, das sag ich nicht nur so, glauben Sie mir das. Ich weiß das wirklich zu schätzen, wie Sie sich für einen alten Freund einsetzen – ich meine, der Mann hat über dreißig Jahre für uns gearbeitet. Aber, und auch das müssen Sie mir glauben, ich habe hier gar nichts mehr zu entscheiden, ich kann da überhaupt nichts tun. In einem halben Jahr ist alles abgewickelt, dann ist das hier Geschichte. Sie wissen doch, wie der Hase läuft. Keiner will es mehr so machen wie mein Vater – knüppelharte Arbeit für das bisschen Geld. Wie gesagt, Zeiten ändern sich, und das tun sie auch hier, das ist einfach unvermeidlich. Ich habe nur reagiert. Ich habe versucht, das Richtige zu tun.« Er trank sein Glas in einem Zug leer und wischte sich mit der Hand über den Mund. »Sie müssen das auch mal andersherum sehen, die schmeißen mit dem Geld nur so um sich, und wie Sie vielleicht wissen, habe ich Betriebswirtschaft studiert, ich weiß also genau, wann der Zeitpunkt gekommen ist …« Er hielt inne und sah Bisch an. »Ringhofer verhandelt auch seit ein paar Wochen.«

Bisch schwieg.

»Niemand hat ihn dazu gezwungen, verstehen Sie? Es ist einfach, wie es ist.« Er klopfte mit dem Glasboden auf den Tisch. »Dieses Warenzentrum, das kommt, ob Sie es wollen oder nicht, da wird sich nichts mehr dran ändern. Das ist die Zukunft – die Leute kaufen *alles* im Internet, und irgendjemand muss für die Logistik sorgen, irgendjemand muss die Waren lagern und verladen, das passiert nicht von alleine. Die Leute wollen's bis an die Haustür geliefert bekommen, und Sie können jetzt sagen, Ihnen gefällt das nicht, oder Sie können sagen, Sie werden ein Teil der ganzen Sache, und verbessern sich sogar. Die Karten werden doch immer wieder neu gemischt.«

»Alles, was ich brauche, bekomme ich bei Diefenbergs in Vierheilig. Keine fünf Kilometer von hier. Der Alte wohnt über dem Geschäft, und wenn es wirklich dringend ist, klingele ich bei ihm privat.«

Wasserfuhr nickte. »Wann waren Sie das letzte Mal dort einkaufen?«

Bisch zuckte mit der Schulter.

»Der Alte sitzt seit letztem Jahr in einem Heim in Neuglück. Ist Ihnen nie aufgefallen, wie seine Hände gezittert haben?«

»Sie scheinen über 'ne Menge Dinge Bescheid zu wissen«, sagte Bisch und zeigte auf das Porträt über dem Buffet.

»Was wissen Sie über Wölfe?«

»Dass wir hier seit hundert Jahren keine mehr hatten.«

Bisch stellte das leere Glas auf den Tisch.

»Ich bringe Sie raus«, sagte Wasserfuhr und schob den Stuhl unter den Tisch.

An der Haustür blieben die beiden Männer stehen.

»Die Zwanzigtausend ...« Bisch schüttelte den Kopf.

Wasserfuhr lachte. »Meine Mutter hat mir das Geld natürlich abgenommen. Gab 'n Riesentheater, weil ich der Meinung war, ich könne damit machen, was ich will.«

»Sie hatten es rechtmäßig gewonnen.«

»Im Grunde hatte ich das, ja.«

Wasserfuhrs Hand fühlte sich klein an, als Bisch sie mit seiner eigenen umschloss.

»Wegen Edgar und der Erntejagd damals ... Hat man eigentlich jemals herausgefunden, wer der Schütze gewesen ist?«

»Was haben Sie denn gehört?«

Wasserfuhr öffnete die Tür. Kalte, klare Luft drang ihnen entgegen. »Ich glaube, das wissen Sie ganz genau.«

Bisch drehte sich nicht mehr um. Er blieb hinter dem Steuer sitzen und rollte die Kornflasche aus dem *Mauser*-Katalog. Der Geruch erinnerte ihn an den Atem von Gustav Rio an jenem Tag. Er hatte an dem markierten Feldrand im Nebel gestanden, die Sauer noch in den Händen. Bisch nahm ihm das Gewehr ab, repetierte die Patronen aus der Kammer und reichte ihm seine Remington. Sie hatten nie mehr ein Wort darüber verloren.

Er stieg aus dem Wagen und öffnete die Garage. Auf der Werkbank standen zwei Kastenfallen, die noch verschraubt werden mussten. Er riss eines der Seitenteile aus der Verschalung, legte es in die Feuerschale und tränkte einen Putzlappen mit Kraftstoffmischung. Das Feuer griff auf das Holz über. Der Lack bildete schnell Blasen. Rauch stieg auf. Er trank den letzten Schluck Korn und warf die leere Flasche ebenfalls in die Feuerschale. Das Etikett verfärbte sich rußschwarz, das Glas beschlug. Über den Flammen das Läuten des Telefons. Er wartete. Als der schrille Ton nicht aufhörte, ging er durch die Garage in den Wohnbereich.

Das Telefon hing an der Wand zwischen Küche und Wohnzimmer. Daneben ein Jahreskalender, der den Monat Februar anzeigte. »Ja, Bisch.«

»Markus Steinbach von der deutschen Botschaft in Tiflis …«

Bisch konnte hören, wie der Mann am anderen Ende der Leitung einatmete. Er starrte auf das Kalenderbild: ein Frühlingswald in kräftig leuchtenden Farben. »Wann wird der Leichnam überführt? Ich muss mich um die Beerdigung kümmern.« Eine Pause entstand. Er sah noch einmal auf das Kalenderblatt und riss es ab. Das Blatt für den Monat März zeigte einen dichten Nadelwald. Im Vordergrund ein Hund, der über einen Bach sprang, das Maul weit aufgerissen. In der Leitung änderte sich etwas. Die Stimme des Beamten klang für einen Moment klar und deutlich. »Eine französische Expedition hat ihn beim Aufstieg gefunden. Die Stelle ist unzugänglich, sie warten noch auf Experten.«

Bisch blickte in die Löcher der Sprechmuschel.

»… die Behörden … von den deutschen … geben rechtzeitig … auch über Formalitäten und Kosten informieren.«

»Kosten«, wiederholte er und hörte ein leises Rauschen, wartete auf die Stimme, aber die Leitung blieb stumm.

Er starrte auf die kleinen, weißen Ziffern der Wählscheibe und legte den Hörer auf die Gabel. Dann ging er weiter in die Küche, öffnete den Kühlschrank und stellte einen Teller mit *Roast-*

beef auf die Anrichte. Drei Eier. Rohmilch. Butter. Eine halbe Zwiebel. Die Zwiebel schnitt er mit seinem Jagdmesser in dünne Streifen und gab sie mit einem Stück Butter in eine Pfanne. Die Eier verrührte er mit dem Schneebesen, würzte mit Salz und Pfeffer, schnitt frischen Schnittlauch hinein. Als die Zwiebeln in der Pfanne glasig geworden waren, gab er die Masse dazu. Das Roastbeef halbierte er auf dem Teller, bestrich die Stücke mit Feigensenf und nahm sich ein Bier aus dem Kühlschrank. Er öffnete die Flasche mit dem Kochlöffel und trank einen großen Schluck. Auf der Wiese vor dem Fenster landete eine Rabenkrähe. Bisch stellte die Flasche neben den Teller und klopfte mit dem Finger gegen die Scheibe. Der Vogel drehte seinen Schädel und starrte in Richtung des Geräuschs.

»Wer war das?« Sie blieb im Türrahmen stehen. Sie trug einen Bademantel aus Frottee und hatte sich die Haare zu einem lockeren Zopf gebunden.

»Gustav Rio.« Er nahm die Flasche vom Tisch. »Ging um eine der Fallen unten am Fluss.«

Sie zeigte auf Pfanne und Teller. »Wie kannst du nur so viel essen?«

»Ich bin seit vier Uhr wach.« Er nahm ein Besteck von der Anrichte und sah wieder aus dem Fenster. Die Rabenkrähe war verschwunden. »Ich bin seit vier Uhr auf den Beinen.« Er stach die Gabel in das Roastbeef, schnitt ein Stück ab, betrachtete die Maserung, den Fettrand. Dann schloss er die Augen und schob sich das Stück in den Mund.

»Gustavs Sohn lebt in Kanada«, sagte sie und setzte sich neben ihn. »Wusstest du das?«

Er nickte und zerteilte das Rührei mit der Gabel. »Ich war bei Wasserfuhr, bei seinem Sohn«, sagte er und legte die Gabel auf den Teller. »Heute Nachmittag.« Er nahm die Flasche und drehte sie zwischen den Handflächen. »Ringhofer will verkaufen. An die Investmentgruppe aus Hamburg.« Er sah sie an. »Du weißt, was das bedeutet?«

Sie legte eine Hand auf seinen Unterarm. »Ja, ich weiß, was das bedeutet.«

Er rieb sich über die Schläfe. Sie ließ die Hand auf seiner Schulter liegen, drückte ihre Hüfte sanft gegen seinen Oberkörper. »Wir haben immer alles geschafft.«

Er lockerte den Gürtel des Bademantels. Ihre Haut fühlte sich warm und fest an. Sie beugte sich über ihn, küsste seine Stirn, teilte das Haar mit den Fingerspitzen. Dann öffnete sie den Bademantel ganz. Ihre helle Haut. Die dunklen Brustwarzen.

»Nein«, sagte er. »Nicht jetzt.«

Sie nahm seine Hand und führte sie bis zu ihrem Venushügel. Er konnte ihre Hitze spüren. »Nein, ich sagte Nein.«

Sie sah ihn an. »Nein«, wiederholte sie und nahm die Flasche vom Tisch. »Immer nur nein.«

Er sah ihre Bewegung nicht. Er spürte nur den kurzen, stechenden Schmerz. Die Flasche zersprang auf dem Küchenboden. Sie lachte. Er konnte das Blut aus seiner Nase auf den Boden tropfen hören.

Der Wind schnitt ihm scharf ins Gesicht, als er die Hintertür öffnete. In der Luft der Geruch von Regen. Avon bellte laut, lief aufgeregt im Zwinger hin und her. Bisch zog den Reißverschluss seiner Jacke hoch. Er ging zum Defender, griff durch das halb geöffnete Seitenfenster in den Lederrucksack. Das Metall der 1911 fühlte sich kalt an. Die Waffe wog schwer in seiner Hand. Er steckte sie in die ausgebeulte Tasche seines Mantels.

Die jungen Birken bewegten sich im Westwind, der mit hoher Geschwindigkeit aus der Ville kam. Laub und abgebrochene Zweige trieben über die Wirtschaftswege und Felder. Er ging schneller, ließ Holzpolter und Jagdhütten hinter sich. Der Wald wurde dichter, dunkler. Ein verschütteter Pfad zu seiner Rechten führte zu mehreren, seit Jahren trockengelegten Teichen. Er atmete durch die Nase ein, behielt den Atem einige Sekunden in der Brust, atmete durch den Mund wieder aus. Das Zittern in den Fingern wurde weniger.

Die Teichböden waren mit einer dichten Moosschicht überwachsen. An den flachen Uferrändern stand hellgelber Sumpfdotter und Fieberklee. Er wischte einen Zweig aus dem Weg, pflückte ein Lindenblatt und zerrieb es in der Handfläche. Der Duft erinnerte ihn an lange Sommertage, an das Pirschen in den kühlen Morgenstunden, die stille Ordnung der Wildnis. Er öffnete den Druckknopf seiner Manteltasche und umschloss das Stangenmagazin mit festem Griff. Er schob das Magazin in den Schacht und richtete den Lauf Richtung Boden. Das trockene Geräusch, als er den Schlitten nach hinten zog. Er presste seinen Handballen gegen die Sicherung und zielte auf eine schimmernde Pfütze.

Er spürte die Druckwelle im Kieferknochen. Danach ein helles Sirren in den Ohren, das in die Mitte seines Kopfs wanderte. Er drückte noch einmal ab. Das Projektil verschwand in der Erde. Das Klicken des Abzugs hart und kalt. Er feuerte Schuss um Schuss um Schuss, bis das Magazin leer war.

Nichts bewegte sich mehr. Kein Ast. Kein Blatt. Er schloss die Augen. Alles löste sich im Korditgeruch auf.

16
THIES

Ich riech den Damm, das brackige Wasser und den Schweiß meines Bruders, schwer und süß, fast wie Blut, als ob es nichts anderes gäb, dieser Geruch an ihm, der klebte schon an meinem Vater. Ich renne, meine Lungen brennen, das Atmen, Stechen in der Brust, ich rutsche weg, falle, bleibe im Dreck liegen, feucht wie Leos Hände, immer ist der Himmel grau und tief, als wäre er aus Stein, als würd er dich zerquetschen wollen ... Ich steh auf, kann das Haus sehen, abgeplatzte Farbe, Krähen auf dem Dach, ich geh weiter, den Weg am hohen Mais vorbei, die Stauden braun, verfault von zu viel Hitze, jetzt der Regen, alles zu viel. Irgendjemand verbrennt Ausputzholz, dahinten ist der Rauch, weit weg. Der Admiral vorm Haus, Mutters Auto, der Schlüssel für die Kiste am gleichen Platz wie immer, hinter der Tür, in 'ner Schale auf der Kommode für die Schuhe ... Ich seh sie, Monique, hinter der schmutzigen Scheibe, ich seh sie fast wie einen Geist und nehm den Schlüssel, lass die Tür offen, der kalt gewordene Motor scheppert, ich leg die Stirn aufs Lenkrad, kann das Benzin riechen, schmecken, dann geb ich Gas, die Reifen drehen durch, und wenn ich einmal auf der Straße bin, geht's nur nach vorne.

Neuglück, alles Karnickelbauten, in denen kein Platz is', in denen du dich grade so umdrehen kannst, kleines Stück Rasen neben der Garage, da kannst du dich verbuddeln lassen, wenn du den Löffel abgegeben hast, da wachsen Blumen aus deinem faulen Fleisch, und das ist alles, was du jemals erreicht hast. Straßen leer, ich fahr langsamer, an den geschlossenen Geschäften vorbei, ich weiß gar nicht, welcher Tag is', alle Ampeln ausgeschaltet, und am Ende der Sackgasse, da seh ich die Reklame, bunte Lichter, da steht GASTSTÄTTE ZUM SCHERGEL, ich spür's wie 'n Stromschlag, direkt am Herz, meine Hände zittern, ich dreh 'ne Runde, und noch 'ne Runde, rauf aufn Parkplatz vorm EDEKA, da bleib ich stehen, guck die Straße runter, auf die Lichter, auf die Fenster. Ich weiß nicht, was ich tun soll, kalter Schweiß im Nacken, ich muss sehen, ob er da sitzt, ob er an diesem Tresen sitzt, Gang einlegen, Gas geben, anfahren, abbiegen. Ich halte vor der Kneipe, blick auf das matte Licht hinter den Scheiben, mach den Motor aus, atme klare Luft, zieh die Holztür auf – 's stinkt wie in tausend Kneipen, schales Bier, Pisse und aufgeweichte Pappe. Leise Musik, Fernseher ohne Ton, an einem runden Tisch neben dem Tresen zocken drei alte Säcke Karten, ich lass sie links liegen, stell mich an den Tresen, 'ne aufgetakelte Pomeranze kommt an, blauer Lidschatten, blondierte Haare, ich sag Kölsch und 'n Kurzen, und sie nickt und sagt noch irgendwas, sie sagt das so leise, dass ich's nich' verstehe, und ich dreh mich um, mustere die drei Typen, seh ihnen ins Gesicht, in ihre faltigen Fressen, keiner von denen is' Leo, das sind nur müde, alte Männer, die aufs Verrecken warten, sie macht zwei Striche auf den Deckel, ich trink das Bier, ein langer Schluck, dann den Schnaps, 's brennt unter der Kopfhaut, ich werd ruhiger, geb der Blondierten ein Zeichen, das Ganze noch mal, sie guckt gelangweilt aus dem Fenster, draußen nix los, drinnen nix los, ich nipp am Bier, frag sie nach Leo, aber sie schüttelt den Kopf, nee, würde se keinen kennen, keinen Leo, und ich sag, das kann ja nicht sein, der sei oft hier, Stammgast, ich beschreib ihn, wie er aussieht, groß, hager, aber sie schüttelt wieder den Kopf, starrt an mir vorbei und schüttelt den Kopf, und ich sag nichts mehr, kipp den Schnaps in mich rein und erinnere mich dran, wie's früher war ... Hat wirklich nicht lange gedauert, nachdem sie den Alten unter die Erde gebracht hatten, da hat Mutter Leo angeschleppt, ich weiß noch, wie er da unten stand, in der Küche, und wie er uns angesehen hat, aber damals konnt ich's mir nicht erklären, heute weiß ich's besser, warum der Karl anders angesehen hat als mich – ich war kleiner, schwächer, und ich hab mich nicht gewehrt, das hat Leo gesehen, mit einem Blick hat er das gesehen, und da hat er's entschieden, als er mich das erste Mal gesehen hat.

Ich leg 'n Zehner auf den Tisch, sie gibt mir 's Kleingeld raus, ich seh auf die Wimpel und Flaschen hinter der Theke, brauner Schnaps, weißer Schnaps, ich seh mich selbst im Spiegel, und nichts hat sich geändert – das hier könnte das Stüffje sein, könnt jede Kneipe der Welt sein, nichts hat sich geändert, ich sitz immer noch in Kneipen rum und wart' drauf, dass das Leben passiert, dass irgendwas passiert, und ich riech so, wie die Erde hier riecht, wie alle hier riechen, mein Bruder, mein Alter, Leo, süß und schwer und fast wie Blut, das kannst du nie abwaschen, niemals. Ich nehm die Münzen, steck sie in meine Hosentasche, die Blondierte nickt, versucht sich an 'nem Lächeln, und im schmalen Ausgang, ich bin schon fast raus, kriegt mich einer der alten Säcke zu fassen, beugt sich nach vorne, zieht mich in die Nische hinterm Kippenautomat, und ich starr auf seine feuchten Lippen, die grauen Falten, dann flüstert er, er wisse, wo Leo wohne, der dürfe sich hier nicht mehr blicken lassen, den will keiner mehr sehen, wegen 'n paar Sachen, die er gemacht hat, außerdem hat der Krebs bekommen, der hatte schon Krebs im Bau, sagt er und zeigt aus dem Fenster, Straße runter, paar Kilometer raus, da stehen 'n paar Kanakencontainer, die könnt ich nicht verfehlen, und in einem von denen, da müsst ich gucken, weil er nix Genaues weiß, er sieht mich an, falls der noch lebt, sagt er, dann bestell dem ma' schöne Grüße, dem Leo, und ich nicke und zieh die Tür auf.

Leo, das geht mir durch den Kopf, der Name, seine Fresse und das Lachen, sein Lachen, das klang wie trockener Husten, 'n Lachen, wo du nie wusstest, wie er's meint ... Ich fahr los, spür das Bier, spür den Schnaps, wie's mir ins Blut schießt, raus aus dem Kaff, Ausfallstraße, ich geb noch mehr Gas, Felder, 'ne alte Kirche, hier beten sie auch noch mit gebrochenen Fingern, dann seh ich sie schon, Hochhäuser, drei, vier Stück, Türme aus grauem Beton. Der Schotter knirscht unter den Reifen, ich bleib hinterm Steuer sitzen, mein Mund trocken, Zunge wie geschwollen, ich pack die Autoschlüssel in die Hosentasche, steig aus, vorbei an den Mülltonnen, paar Kanaken hängen draußen vor den Treppen rum, starren mich an, aber ich mach nix, geh einfach weiter, Haupteingang, tausend Schildchen, ich such seinen Namen, ich muss mich erinnern, nachdenken – Leo, ich hab immer nur Leo im Kopf, *Leo, Leo, Leo* ... 'ne Frau kommt, schließt die große Tür auf, ich geh mit rein, in der Vorhalle stinkt's nach Pisse, Aufzug kaputt, ich versuch mich zu erinnern, aber da ist nichts, kein Name, nichts, nicht mal 'ne leise Ahnung, wie ausgelöscht, und die Alte glotzt, quatscht was auf ihrer Sprache, die soll sich verpissen, ich lass sie stehen, geh das Treppenhaus hoch, Schmiereeien, eingeschmissene Scheiben, erster Stock, zweiter Stock, weiter, bis ich ganz oben bin, ich weiß gar nicht, was ich hier soll, ich geh durch die langen, dunklen Gänge, am Ende ein Fenster, 'n Stück grauer Himmel, Stimmen hinter den Türen, 'n paar Kinder schreien, weiter, bis ich vor dem Fenster steh, leg die Hand aufs Glas, schau runter, Rasen, kaputte Holzbänke, Scherben, eine von den Wohnungstüren geht auf, zwei Jungs im Gang, sie beobachten mich, und ich sag, die sollen herkommen, kommt her, aber die tun nichts, bleiben stehen, aber es sind Jungs, kleine Jungs, von nichts 'ne Ahnung, ich sag, kommt her, kommt mal her, keine Angst, und der eine macht 'n Schritt nach vorne, und dann steht er da, Unterhose, T-Shirt, ich hör die Mutter, Flüstern, Getuschel, ich streichle ihm übern Kopf, ganz feines Haar hat der, und wie er mich aus seinen dunklen Augen so ansieht ... Dann kommt die Mutter raus, die trägt rosafarbene Leggins, auf dem Arm 'n Baby, das nuckelt an ihrer Zitze rum, die Titte hängt da lose wie 'n Schlauch, braune Nippel, Haut voller Pusteln, wie 'n Tier sieht die aus, und dann macht se das Maul auf, und ich sag ihr, sie soll ja ruhig bleiben, aber da fängt sie an zu brüllen, und die Jungs laufen weg, hauen ab in die Wohnung, und sie brüllt weiter, ich will ihr eine reinschlagen, dass sie endlich ruhig ist, aber da gehen noch mehr Türen auf, ich seh überall Lichter, hör Stimmen, lautere Stimmen, und dann mach ich, dass ich wegkomm, Gang runter, Treppe, die schreit immer noch, Türen werden zugeschlagen.

Ich lehne mich auf die Motorhaube, leg meine Hände aufs kühle, feuchte Blech, ich seh mich selbst im Seitenfenster, setz mich hinters Steuer, scheißegal, zünd mir 'ne Kippe an, zieh, bis die Glut heiß ist, alles füllt sich mit Rauch, beißt in meinen Augen, und dann seh ich ihn, ich seh ihn durch die Tränen, hinten auf einer von den beschmierten Bänken sitzt er, stützt sich aufm Gehstock ab, den Oberkörper gebeugt, aber 's is' er, das erkenn ich, die Hände, das Gesicht, das kann nur er sein ... Sitzt da wie tot, bewegt sich nicht, weiße Haare hat er bekommen, 's Gesicht eingefallen, als hätt er keine Zähne mehr im Maul, ich sitz da, rauch, bis der Filter mir die Finger verbrennt. Ich geh, Schritt für Schritt, bleib vor der Bank stehen, er braucht 'n paar Sekunden, dann sieht er hoch. Er sagt nichts, er nickt bloß, seine Augen werden schmal, und dann sieht er weg, blickt den Weg entlang, wo der Rasen braun und verfault ist, da ist ein Zucken in seiner Hand, er umfasst den Gehstock wie einen Knüppel, schlägt auf den Boden, einmal, zweimal, *tocktock*, seine Stimme klingt leise und verwaschen, ich kann ihn kaum verstehen, er streicht mit den Fingern über den Stock, hebt die Hand, zeigt mit dem Zeigefinger auf ein Haus, das steht da irgendwo im Dunkeln zwischen kahlen Bäumen, ein paar Lichter hinter den Fenstern, ich sitz den ganzen Tag hier rum, sagt er, und dann will er aufstehen, ich helf ihm, fass unter seinen Arm, da is' alles weich, keine Muskeln mehr, so abgekommen, dürr wie 'n Straßenköter, und die Haut in seinem Gesicht ist weiß, weiß wie Milch, die Falten lange, tiefe Furchen unter den Augen, und er sieht mich an, aber 's ist nur 'n Fremder, irgendein alter Mann, und wenn er spricht, bewegt sich seine Zunge wie ein Tier, wie ein schwarzes Tier, das in seinem Mund lebt, er flüstert, spricht leise weiter, und ich lege meine Hand auf sein Gesicht, das ganz klein wird, das wegschmilzt.

Draußen sind noch die vor den Mülltonnen, einer von oben ausm Gang reißt's Fenster auf und brüllt runter, aus den Augenwinkeln krieg ich mit, wie die sich in Bewegung setzen, ich bin schon am Wagen, hab den Türgriff in der Hand, da packt mich einer von den Kanaken an der Schulter, ich seh den Schlag nicht mal kommen, fall auf die Motorhaube, ich bleib unten, und dann wird der auf einmal ruhig, wischt sich die Hand an meiner Jacke ab, die Stimmen werden leiser, bis sie weg sind, bis alles still ist, und ich steh auf, schmeck Bier und Blut, in meinem Kopf das, was Karl gesagt hat, wie er's gesagt hat, aber es war nicht meine Schuld.

17

Karl blieb auf dem Pfad stehen, strich über die Äste der Heckenkirsche. Die Früchte waren kugelig und dunkelblau. Er zerdrückte die saftigen Körper, bis sie aufplatzten. Der Pfad führte über eine Trasse aus Kies zu einer asphaltierten Straße. Die Straße beschrieb eine ausgedehnte Linkskurve und führte auf einer langen Geraden ins Tal. In den Flachhängen Kahlschläge – große, leere Flecken im Grün. Von der Anhöhe aus konnte Karl die Teiche auf der anderen Seite des Flusses erkennen. Exakt abgemessene, hintereinander angelegte Rechtecke, die Ränder mit Quellmoos überwachsen. Das trübe Wasser reflektierte das Sonnenlicht. Ruhiges Glitzern auf der gelbstichigen Oberfläche. An der Stirnseite der Teiche stand die alte Fischerhütte. Die Schenkel des Dachs reichten bis zum Boden. In den Nischen lagerte Feuerholz. Die Tür lehnte an der Wand neben dem Fenster. Er hatte sie zu Beginn des Sommers abmontiert und durch eine Sicherheitstür ersetzen wollen.

Sein Vater hatte ihm beigebracht, dass die Karpfen größer werden, je kleiner der Teich ist. Er öffnete seine Hand, nahm eine der Beeren und steckte sie sich in den Mund. Er kannte den bitteren Geschmack seit seiner Kindheit. Einmal hatte er fünfzig Stück davon gegessen. Er hatte die reifen Beeren von einem Strauch hinter der Scheune gepflückt, war zum Ufer des Sees gelaufen und hatte sie im Sand aufgereiht. Fünfzig Beeren. Er hatte sie sich auf die Zunge gelegt, die glatte Oberfläche mit der Spitze befühlt, sie langsam am Gaumen hin und her gedreht. Der Arzt sagte später, es sei ein Wunder, dass er es überlebt habe. Nachdem sie ihm im Krankenhaus in Vierheilig den Magen ausgepumpt hatten, lag er in einem kleinen, nach Desinfektionsmittel und Urin stinkenden Zimmer. Der Mann im Bett nebenan war gerade operiert worden. Die Chirurgen hatten ihm ein Geschwulst an der Kehle entfernt. Durch den Mull war Blut gesickert, die Haut noch orange vom Jod. Der Atem des Mannes rasselte. Ein feuchtes, unregelmäßiges Kriechen aus der Brust. Karl starrte die ganze Zeit über an die weiße Decke und wartete. Auf seinen Vater. Auf seine Mutter.

Die Straße fiel auf den letzten hundert Metern ab. Seine Stiefelsohlen gruben sich durch die Laubschicht. In der Ferne hörte er die Geräusche von Motoren. Stechmücken schwirrten über dem Brackwasser des Grabens. Die Brücke, die auf die andere Seite des Flusses führte, war mit Kolbenschilf und Flechtbinse überwachsen. Er sah am Pfeiler herunter auf das Wasser. Die Algen bewegten sich im Tempo der Fließrichtung. Schermäuse hatten das Wurzelwerk der Bäume zerfressen, die Ufer waren so weit abgesunken, dass die Abwasserrohre freilagen.

Die Stationsschwestern hatten versucht, seine Eltern telefonisch zu erreichen. Die Blicke der Frauen, die immer wieder im Zimmer nach ihm sahen, sagten Karl alles. Er wartete bis zur Abendbrotausgabe. Seine Klamotten hingen in einem

Schrank am Ende des Zimmers und verströmten noch den Geruch des Sees. Der Mann im Bett nebenan beobachtete ihn aus starren Augen. Sein Atmen das einzige Geräusch im Raum. Als sich Karl aus dem Krankenhaus geschlichen hatte, war es bereits dunkel geworden.

Der Maschendrahtzaun, der das Grundstück begrenzte, lag niedergedrückt im hohen Gras. Er ging auf dem Wuchsstreifen zwischen den Teichen entlang, tauchte die Finger ins Wasser. Es war warm, fühlte sich ölig an. Das Feuerholz war durchnässt. Er zog ein Scheit aus dem Polter und warf es in einen der Teiche. Dann betrat er das Innere der Hütte. Der Gestank nach Terpentin und Lösungsmitteln war so durchdringend, dass er sich die Hand vor den Mund halten musste. An den Wänden prangten neonfarbene Schriftzüge. Der aus rohen Holzstämmen gezimmerte Tisch war umgeworfen worden. Ein Haufen Kot auf dem Boden vor ihm. Umgekippte Haushaltseimer. Abgeschnittene Cola-Flaschen. Zerbrochene Angelruten.

Karl trat ins Freie, legte die Hand auf die Tür, die an der Außenwand lehnte. Auch der gusseiserne Grill war besprüht worden. Die Farbe war auf dem Metall zerlaufen, von den Gittern auf die Erde getropft. Sie hatten die Fische ausgenommen, mit Knoblauchzehen gefüllt, mit Estragonöl beträufelt und in Aluminiumfolie eingewickelt. Sein Vater hatte die Glut entfacht, Zigaretten vorgedreht und Flaschenbier getrunken. In den Sommern hatten sie die Tage einen nach dem anderen so verbracht. Wie oft hatte er sich Finger und Zunge an dem heißen, hellen Fleisch verbrannt? Wie oft an den Gräten verschluckt? Er schloss die Augen. Da war kein

Geräusch. Nicht mal Wind. Seine Hand tastete nach der Nagant. Er zog den Revolver aus dem Hosenbund und schloss die Finger um den verkratzten Griff. Das Gift in den Beeren hatte einen Krampf in seinem Körper verursacht. Zuerst spürte er ein Zittern in der Oberarmmuskulatur. Dann begann sein Herz zu rasen, Schweiß lief ihm den Rücken hinab. Als das Atmen schwer wurde, fühlte er sich schwebend leicht. Wer ihn bewusstlos am Seeufer liegend gefunden hatte, wusste er bis heute nicht.

Er konnte die Bewegung der Trommel in den Fingern spüren. Der Hahn spannte sich mit einem Klicken. Ganz langsam öffnete er den Mund und schob sich den Lauf durch die Lippen. In jener Nacht hatte der Mond groß und hell über den Wäldern geschienen. Er war der Straße stadtauswärts gefolgt, hatte sich im Schutz der hoch stehenden Büsche bewegt. In einer Mulde schwelten die Reste eines Feuers. In der Luft der Geruch von Harz und Birkenrinde. Er blieb stehen und betrachtete, wie der Wind die Flammen niederdrückte, immer wieder die Richtung des Funkenschlags änderte. Aus der Entfernung konnte er die Wärme nur erahnen. Ihn überkam große Müdigkeit. In jedem Muskel bleierne Schwere. Als ihm die Augen zufielen, wollte er sich auf die Erde legen und bis zum nächsten Morgen schlafen. Dann erinnerte er sich an die Geschichten über Säufer und Landstreicher, die man im Morgennebel erfroren in Gräben und unter Bäumen gefunden hatte.

Der Lauf der Nagant schlug gegen seine Schneidezähne. Speichel troff ihm aus den Mundwinkeln. Auf der Zunge der Geschmack des brünierten Metalls. Er wischte den Revolver am Hosenbein ab und schob ihn in den Gürtelbund. Er sah noch einmal auf die Hütte, vergrub dann den Speichel mit der Schuhspitze.

Er war die Hälfte des Wegs gegangen. Vor ihm die tiefe Nacht. Der ausrangierte Wohnwagen stand auf einem Grundstück zwischen knorrigen Kirsch- und Pflaumenbäumen. An die Vorderseite hatte jemand einen kleinen Verschlag aus Paletten genagelt. Das Wellblechdach lag lose auf den Dachlatten, Windstöße hoben es an. Die Tür des Wohnwagens war mit einem rostigen Schloss verhangen. Er ging um den Wagen herum, fand unter einem der platten Reifen einen faustgroßen Stein und schlug die Seitenscheibe ein. Im Inneren stank es nach kaltem Zigarettenrauch, verbranntem Plastik und Maggi. Er setzte sich auf die Bank neben der Küchenzeile und wartete auf den Sturm.

In der Rasenfläche vor dem Haus tief eingegrabene Reifenspuren, Abdrücke des Profils in der aufgeworfenen Erde. Karl sah sich um. Licht im unteren Geschoss. Die Haustür war nur angelehnt.

Er ging in die Küche, nahm ein Handtuch aus dem Regal und hielt es unter fließend Wasser. Er klopfte gegen den Türrahmen. »Weißt du, wie 'n Sturm klingt, wenn du nachts alleine auf 'nem Feld stehst?«

Sie zuckte mit der Schulter.

»Wie 'n langer Schrei.« Er leckte sich mit der Zungenspitze über die Lippen und hob langsam die Hand. »Halt still. Wird wehtun«, sagte er und drehte eine Ecke des Handtuchs zusammen. Dann tupfte er Blut und Kruste aus ihren Mundwinkeln, wischte über Stirn und Wangen. Sie biss sich auf die Zähne.

»Gleich vorbei.« Wassertropfen liefen ihm den Unterarm herab und sammelten sich in der Beuge. »Früher standen hier Pappeln, man hat sie gepflanzt, wenn in einer Familie eine Tochter geboren wurde. Die Bäume wuchsen dann zehn, zwanzig Jahre, und wenn die Tochter heiratete, wurden die Stämme an Weltholz verkauft, die haben Streichhölzer draus gemacht, und das Geld, das war die Mitgift.« Er faltete das Handtuch zusammen. »Das war ein Versprechen, das eingehalten wurde, komme, was wolle.« Er ließ das Handtuch auf den Boden fallen. »Fünfzig Meter, hundert Meter, Thies hat alles getroffen. Sauber durch die 10. Schützenfest, Kirmes, selbst mit den allerletzten Gewehren, verbogener Lauf. Aber was er nie erzählt, das ist, dass er auf nichts schießen kann, was ihn anguckt. Auf nichts mit Augen.« Er schüttelte den Kopf. »Konnte nicht mal auf 'nen räudigen Fuchs anlegen. Damals, da hab ich ihm die Flinte in die Hand gedrückt, und was macht er? Lässt sie fallen und rennt weg. Ja, 's macht die Sache nicht einfacher, wenn's eine Seele im Leib hat, aber du hast keine Wahl.«

Die Tür zum Hinterhof lag auf den Dielen. Karl fuhr mit der Hand über die kaputte Zarge, hob die Tür auf und stellte sie neben das Fenster. Eine dünne Rauchsäule stieg von der Feuerstelle empor. »Thies glaubt, er wär wie 'n Berg, aber 'nem Berg kannst du nich' das Rückgrat brechen.«

Sie trat neben ihn auf die Terrasse. Er zeigte auf ein Gehöft, das sich in einer Senke hinter dem Maisfeld erstreckte. Zwei große Scheunen und ein Hauptgebäude aus rotem Backstein. »Der Hof vom alten Ludger. Vierundachtzig. Sieht schlecht, hört schlecht. Saufen kann er noch ganz gut.« Er spuckte auf den Boden. »Dem seine Frau is' vor drei Jahren gestorben, Bauchspeicheldrüsenkrebs. Verreckst du lang und dreckig dran, kann ich dir sagen. Hätt schon lange alles verkaufen können, aber so 'n Mann kriegst du nich' ins Heim, der stirbt beim Scheißen.« Er ging ein paar Schritte. »Hält sich noch 'ne Handvoll Schweine im Gatter. Schlachten geht nich' mehr, hat Flacker in den Pfoten, und die Kraft fehlt, da fragt er eben mich, gibt mir paar Scheine und gut is'.« Er trat einen Klumpen Dreck in die Luft. »Haste meinen Bruder in 'ner Kneipe aufgegabelt?«

Sie blieb stehen, umfasste die Schultern, als wäre ihr kalt.

»Hätt ich drauf wetten können.« Er blickte auf die milchweißen Wolken am Horizont. »Wenn du lang genug an 'nem Tresen hängst und dir da immer die gleichen Geschichten anhörst, wie beschissen das Leben is' und alles, dann fängste irgendwann an, die Geschichten zu glauben, und wenn du's lang genug durchziehst, dann haste bald keine eigenen Geschichten mehr, dann biste das beschissene Leben anderer Leute geworden.« Er sah sie an. »Thies erledigt was, also hilfst du mir. Wer nicht arbeitet, soll auch nicht essen.«

Der rechteckige, aus Holzlatten gezimmerte Pferch befand sich auf der Rückseite der Scheune. Ein Dutzend Schweine hielten sich in dem mit Heu ausgelegten Teil auf, andere suhlten im Schlamm. Als Karl den Fuß zwischen die Latten stellte und sich über das Gatter beugte, scharten sie sich um ihn. »Die sind neugierig«, sagte er. »Wollen gucken, ob ich was zu fressen hab.« Er verzog den Mund zu einem schiefen Grinsen. »Und die fressen alles, die eigene Brut, wenn's nicht anders geht, die fressen, was aus ihnen rauskommt, die fressen sich gegenseitig.« Er richtete seinen Oberkörper auf und legte beide Hände auf die oberste Stange. Eine Rabenkrähe landete mitten im Pferch, pickte im Morast und erhob sich mit ein paar kräftigen Flügelschlägen wieder in die Luft. »Du wartest hier«, sagte er und blickte Richtung Haus. »Ich muss kurz was klären.« Er fuhr mit der Hand über ihren nackten Unterarm. Für einen Augenblick sahen beide auf die aufgerichteten Härchen. »Hast 'ne Gänsehaut.«

Sie schwieg. Er zog seine Jacke aus und legte sie um ihre Schultern. »'ne gefütterte Jacke mit großen Taschen, weil du immer 'ne Menge Scheiß mit dir rumträgst, und 'n paar Stiefel, die was abkönnen«, sagte er und strich den locker sitzenden Stoff glatt. »Und ich meine keine Lackstiefel.«

Das Haus war dunkel. Karl betrat die Waschküche durch die Hintertür. In dem niedrigen Raum roch es nach alten Kupferrohren und abgestandener Feuchtigkeit. In dem engen Gang, der ins Hausinnere führte, lagerten Brennholz, Stiefel, an denen Sohlen und Schnürsenkel fehlten, ein defekter Hochdruckreiniger und kaputte Gewehrschäfte. Das Radio in der Küche spielte leise Schlagermusik. Auf dem Tisch eine Kaffeedose, ein gusseiserner Topf und ein voller Aschenbecher. Die Kühlschranktür stand offen. Karl bückte sich und sah in die Fächer: ein Kopf Weißkohl, eine halbe Torte Brie, zwei Flaschen Spätburgunder. Er schloss die Tür und ging weiter ins Wohnzimmer.

Der Raum war groß, die schweren Vorhänge zugezogen. In der Luft der scharfe Geruch von billigen Zigarren. Der Fernseher lief ohne Ton. Werkreiter saß in einem Sessel aus grünem Cord. Auf dem gekachelten Tisch eine halb volle Flasche

Zinn 40 und eine Kiste Bremer Senatoren. Karl trat hinter den Sessel und legte ihm die Hand auf die Schulter. »Ludger«, sagte er leise. »Ich bin et.«

Der Mann öffnete die Augen. »Mensch, Karlchen, ich dacht schon, du kommst nich' mehr.«

»Wenn ich sag, ich komm, dann komm ich auch.«

»Is' ja jut.«

»Hattest doch Spaß beim Warten«, sagte Karl und zeigte auf die Flasche. »Haste die Hälfte alleine weggemacht.«

»Nimm dir 'n Glas, weißt doch, wo se stehen.«

Karl öffnete den Eichenschrank neben dem Fernseher und nahm einen Schnapspin aus dem unteren Fach. Als er den Verschluss von der Flasche geschraubt und sich eingegossen hatte, hielt er kurz inne. »Wo is'n dein Pin?«

Werkreiter lachte und hustete gleichzeitig. »Brauch' keinen.«

Karl nickte. »Verstehe.«

»Hast'n noch so lange gemacht?«

»Was dazwischengekommen, kennst das doch.« Er trank den Schnaps in einem Zug leer.

»Mir kommt nichts mehr dazwischen.« Werkreiter nahm die Flasche und setzte sie an die Lippen. Bei jedem Schluck drang ein tiefes Gluckern aus seiner Kehle. Nachdem er die Flasche abgesetzt hatte, wischte er sich mit dem Handrücken über den Mund. »Im Topf aufm Küchentisch, da sind Kartoffeln drin, hab ich für dich vorgekocht.«

»Ich lass 's ausbluten und mach's dir fertig. Sag dir dann Bescheid.«

Werkreiter nickte. »Is' gut, kannst dir Zeit lassen, is' eh mein letztes.«

»Red keinen Unsinn. Männer werden heut über neunzig.«

»Neunzig …«, wiederholte Werkreiter und ließ den Kopf auf die Nackenstütze sinken. Er sah Karl aus tief liegenden, glasigen Augen an. »Glaubste doch selbst nich' dran. Wen kennst'n du, der neunzig geworden is'? … Musst nicht alles glauben, was die Schmierblätter schreiben.«

»Ich glaub gar nichts«, sagte Karl. Er klopfte ihm noch einmal auf die Schulter und ging in die Küche.

Sie stand gegen den Pfosten gelehnt, seine Jacke wie einen Mantel umgelegt. Die Ärmel hingen leer herunter. Er stellte den Topf auf den Boden und nahm den Deckel ab. »Hier«, sagte er und zeigte auf die gekochten Kartoffeln. »Einfach da reinschmeißen.« Er löste die oberste Latte aus dem Scharnier und öffnete das Gatter. Der Gang führte an Tränken, Trögen und mit Gittern abgetrennten Bereichen vorbei. Im hinteren Teil lagerten Futtersäcke und Werkzeug. Karl öffnete das Zahlenschloss an einem der Metallspinde, nahm den Bolzenschussapparat aus dem unteren Fach und lud ihn mit einer gelben Kartusche.

Er wartete, bis sie sich nach dem Topf gebückt hatte, dann griff er nach dem Separierkäfig, der zwischen zwei Güllefässern stand. Sie hob den Topf mit beiden Händen hoch und holte Schwung. Die Kartoffeln flogen in hohem Bogen in den Dreck. Die Schweine stürzten sich darauf, wühlten mit ihren Schnauzen danach, bissen sich gegenseitig. Karl machte einen Schritt, drehte den Käfig nach oben und stülpte ihn über ein kräftiges Schwein. »Komm her«, sagte er und zeigte auf das offene Gattertor. »Halt ihn am Ohr fest.« Das Schwein versuchte sich mit aller Kraft zu befreien, stieß immer wieder mit dem Kopf gegen die Metallstäbe. Sie fasste durch das Gitter und griff nach dem Ohr. »Zwischen die Augen«, sagte

Karl und setzte den Apparat auf das Stirnbein. »Und zwei Fingerbreit nach oben.« Der Abzugshebel löste mit einem Klacken aus. Der Bolzen schoss durch die Schädeldecke. Das Tier sackte zusammen und blieb im Schlamm liegen.

Karl hob den Käfig hoch und zeigte auf die Scheune. »Auf dem Tisch in dem Gang steht 'ne Schüssel aus Metall, die holst du mir.« Sie nickte und verschwand in dem Gebäude. Als sie mit der Schüssel zurückkehrte, richtete er sich auf. »'s solltest du machen.« Er zog das Messer aus der Lederscheide, die an seinem Gürtel hing. »Jeder sollte mal was sterben sehen.«

Sie legte eine Hand auf die Gitterstäbe des Käfigs. »Okay«, sagte sie leise. »Okay.«

Karl stellte einen Fuß vor die Schnauze des Schweins, drückte sie mit dem Spann nach hinten, bis der Hals überdehnte. »Du kannst fühlen, wo du den Schnitt machen musst«, sagte er und fuhr mit der Messerspitze über das glatte Brustbein. »Schlagader, die is' dick wie 'n Kabel ...«

Sie ging in die Knie und legte zwei Finger auf die Stelle. Der Puls ein vibrierendes Pochen im Gewebe. Karl drehte das Messer um. Sie nahm es ihm aus der Hand.

Die Klinge glitt durch die Haut, zerschnitt das Gewebe ohne jeden Widerstand. Eine dünne Linie im Fleisch, die sich weiter öffnete, bis das Blut herausströmte. Sie blickte auf das Messer, ihre Finger kalt und zittrig. Dampfende, feuchte Wärme stieg auf. Schweißperlen lösten sich von ihrem Haaransatz. Über allem der Geruch des Blutes, schwer, metallisch. Die von der Messerspitze herabfallenden Tropfen bildeten eine dunkle Spur im Schlamm.

Karl fing das Blut, das aus dem Schnitt floß, mit der Schüssel auf, umfasste die Klaue und bewegte sie vor und zurück, bis der Strom versiegte. Dann stand er auf und wischte sich die Hände an der Hose ab. »Das Viech wiegt über hundert Kilo«, sagte er und verschwand im Inneren der Scheune. Zwei Ferkel tasteten sich vorwärts, beobachteten zögernd, leckten vorsichtig Blut vom Boden.

Nach einigen Minuten kehrte er mit einer Schubkarre zurück und kippte die Ladefläche ab. Dann zog er das Schwein an den Hinterläufen in die Wanne. »Nimm die Schüssel mit«, sagte er und fasste nach den Griffen. Sie hob die Schüssel vom Boden auf und folgte ihm zu einem überdachten Anbau des Haupthauses. Der Boden des Raums bestand aus unebenem, fleckigem Beton. Sägespäne und Erdklumpen verdeckten den in einer flachen Senke liegenden Abfluss. Von einem der Dachsparren hing eine breite Eisenkette, an deren letztes Glied ein Aufhängebügel geschweißt worden war. Er stellte die Schubkarre unter dem Bügel ab und machte mit seinem Messer zwei Schnitte an den Fersen des Schweins. Zwischen den freigelegten Sehnen verhakte er die Enden des Bügels und zog das Tier an der Kette hoch. »Viertelstunde, bis der letzte Tropfen raus is'«. Er zeigte auf das Blut, das in einem Rinnsal aus der geöffneten Ader troff. »Saupech drauf, Borsten runter, mit heißem Wasser abkochen.« Er wischte das Messer am Hosenbein ab, steckte es zurück in die Lederscheide und holte eine Schachtel Zigaretten aus der Jackentasche. Er zündete zwei Zigaretten an und reichte ihr eine weiter. Der Tabak war trocken und stark. Karl zeigte mit der Glut auf das aufgehängte Schwein. »Du siehst das Blut irgendwann nicht mehr. Machst nur noch den Schnitt.« Rauch kroch aus seinen Nasenlöchern. Er lächelte und verschwand dann im hinteren Bereich des Anbaus. »Du hast es getötet«, sagte er und füllte die Blechtasse in seiner Hand mit dem Blut aus der Schüssel.

Sie zog ein letztes Mal an der Zigarette und schnippte die Kippe auf den Boden. Das Blut war zäh und dickflüssig. Auf der Oberfläche hatten sich kleine Blasen gebildet. Sie nahm den Becher in beide Hände. Der metallische Geruch stieg ihr in die Nase. Sie trank einen Schluck. Das Blut bildete einen dampfenden Film auf ihren Lippen. Dann spürte sie seinen Atem, die Hand, die sich schwer auf ihre Schulter legte. Der Kuss schmeckte nach feuchter Erde. Sie schloss die Augen. Der Becher fiel ihr aus der Hand. Er strich mit den Fingerspitzen ihre Schulter hinab zur Hüfte, über den Bauch zwischen die Schenkel. Ganz langsam öffnete er den Reißverschluss ihrer Jeans. Seine Finger glitten unter den Hosenbund. Ihr Atem roch nach Blut.

»Sieh mich an«, sagte sie. »Mach die Augen auf.«

Er lachte. Ihre Hand war klein, die Finger schmal. Er konnte ihre dünnen Knochen unter der Haut spüren.

»Du hast gesagt, du siehst mich. Dann mach die Augen auf und sieh mich an.«

18

Bisch legte den Colt M 1911 auf den Beifahrersitz und schob den Rucksack über die Waffe. Im Wagen war es warm. Sein Nacken nass vom Schweiß.

In der Talsenke die Schrebergartenkolonie, die Fischteiche und Köhlerhütten. Das leer stehende Gebäude eines ehemaligen Baumarktes. Eine kleine Fabrik für Elektromotoren. Lagerhallen der ortsansässigen Handwerksbetriebe. Er war den Weg lange nicht mehr gefahren. Vierheilig bestand aus einer einzigen Straße, an der die Geschäfte hintereinander aufgereiht lagen. Die Bankfiliale wurde im letzten Jahr geschlossen. Die Aufgaben der Post übernahm ein Mitarbeiter des Schreibwarenladens. Die Raiffeisengenossenschaft erstreckte sich auf einem Grundstück hinter der Kreuzung. Draußen vor dem Gebäude lagerten Dünger und Saatgut. Unter einem länglichen Vordach aus Wellblech parkten landwirtschaftliche Maschinen. Er fuhr langsamer und hielt vor einem Imbisswagen.

Der Mann hinter dem Tresen trug eine weiße Latzschürze, die mit Fettflecken und Ketchupspritzern übersät war. Sie begrüßten sich mit einem Kopfnicken.

»Currywurst mit Fritten rot-weiß.« Bisch sah auf den dünnen Oberlippenbart. »Kannst dir Zeit lassen, ich muss vorher noch was erledigen.« Er griff nach der Geldklammer in seiner Weste und zog einen Zehner heraus. Dann überquerte er die Straße. Das Haus, das er suchte, lag am Ende des Blocks, versteckt in zweiter Reihe. Klaffende Löcher im Putz, das Dach mit blassroten Pfannen gedeckt. Die Leuchtreklame war abmontiert. Er öffnete das Gartentor und ging über den Weg aus Hartsandstein. Keine Klingelschilder mehr an der Tür. Er beschirmte die Augen und sah durch die Milchglasfenster ins Innere. Der Flur, der sich hinter der Tür erstreckte, war leer geräumt.

»Kann ich Ihnen helfen?«

Der Mann war klein, untersetzt, mit einem grauen Stoppelbart und einer Schiebermütze aus Tweed.

»Diefenberg«, sagte Bisch und ging die Stufen hinunter zurück auf den Weg. »'n großer, dürrer Mann.« Er hob eine Hand über seinen Kopf. »Gehört der Laden hier …«

Der Mann schnaubte. »Laden …«, wiederholte er und schüttelte den Kopf. »Gibt keinen Laden mehr.«

Bisch sah an der Hauswand hoch in den Himmel. Dann strich er sich über den Bart, ließ die Hand für einen Moment auf der Kehle liegen.

Der Mann zog sich die Mütze tiefer in die Stirn. »Ging ja ganz schnell.« Er griff die Jacke am Revers und schob sie sich über den Bauch. »Paar Monate nur. Warst für 'ne Minute ausm Raum, bist wieder reingekommen, hat er dich schon nicht mehr erkannt.« Er hob die Augenbrauen. »Und der Mann war 'ne Legende! Der hat die Stämme alleine ausm Wald geschleppt.«

»Sie sind der Sohn?«

Der Mann starrte an ihm vorbei aufs Fenster, wo sich Bäume und Wolken spiegelten. »Nee, ich kümmer mich nur ums Haus, guck nach den Papieren, damit da nichts passiert, damit das alles seine Ordnung hat.«

»Verstehe.«

»Schwierig, mit so ’ner alten Kiste.« Der Mann steckte die Hände in die Taschen. Ein Schlüsselbund klimperte. »Müsste man zuerst kernsanieren – Rohre raus, alles raus, und das kann ja keiner bezahlen.«

Bisch räusperte sich. »Will keiner bezahlen …«

»Oder so. Aber kann man nix machen«, sagte der Mann und zuckte mit der Schulter. »Tut mir leid.«

Auf dem Weg zurück zählte Bisch die Fugen zwischen den Steinplatten, verschloss das Gartentor und blickte noch einmal zurück auf das Haus.

»Noch extra Soße auf die Fritten?«

Bisch schüttelte den Kopf. Er nahm eine Holzgabel aus dem Spender und spießte ein Stück Wurst auf. »Mein Sohn, der meinte mal, wenn er könnte, dann würd er nichts anderes mehr essen. Ein Leben lang Currywurst rot-weiß.« Er tupfte sich mit einer Serviette die Lippen ab. »Ich muss los …«

An einer Parkbucht vor Vierheilig hielt er mit laufendem Motor am Straßenrand und erbrach sich ins Gebüsch. Er atmete tief durch und spuckte aus, bis sich sein Mund wieder sauber anfühlte.

Im Schritttempo fuhr er weiter. Die Reifen gruben sich durch die aufgeweichte Erde. Die Hügelkuppe gab den Blick auf eine flache, mit Hainbuchen bestandene Ebene frei. Er sah ihr Haus zwischen den Bäumen, die mit Grünspan überzogenen Schindeln und die verfallene Steinmauer, die den verwilderten Vorgarten umgab. Hinter einem der Fenster im unteren Geschoss flackerte mattes Licht. Aus den Rissen im Mauerwerk wucherte rotes Springkraut, das sich dicht um Steine und Zaunpfähle rankte. Das Fenster im oberen Geschoss war seit Jahren mit einem Stück Pappe zugeklebt. Er kannte die alte Frau, seit er das Revier übernommen hatte. Er kannte auch die Geschichten, die im Tal über sie erzählt wurden.

Er klingelte. Im ganzen Haus blieb es ruhig. Mit der Fußspitze drückte er gegen die Haustür. Sie war nicht abgeschlossen. Ein starker, ätherischer Geruch drang ihm entgegen, als er die Tür öffnete. Von der Decke des Flurs hingen Bündel getrockneter Kräuter, Mistelzweige und Gebinde aus Wildblumen. Er ging weiter in das anschließende Zimmer.

Mottenzerfressene Vorhänge ließen fahles Tageslicht durch, das den Raum an einzelnen Punkten erhellte. Auf dem in der Mitte stehenden Tisch lag ein Schneidebrett aus abgegriffenem Holz, darauf der Kopf eines Hahns. Überall auf der Tischplatte verteilt Einmachgläser. Es roch nach Salbei und tierischem Fett.

Sie lag auf der Couch vor dem hinteren Fenster. Auf dem Beistelltisch neben dem Fußende leere Wodkaflaschen und Zigaretten. Er blieb neben der Couch stehen und klopfte gegen eine der Flaschen.

»Ich hab dich kommen hören«, sagte sie und öffnete die Augen. »Für einen Jäger polterst du ziemlich.«

Er hob die Flasche ins Licht.

»Alles bringt einen irgendwann ins Grab. Die Frage ist, wie lange du's ertragen willst, das Leben.«

»Schmerzen«, sagte Bisch. »Immer geht's um Schmerzen.«

Sie schob sich ein Kissen hinter den Kopf. »Die Leute denken, sie sind gesund, wenn sie nicht krank sind.«

Er setzte sich auf die Couchkante und rieb sich mit der Hand über das Gesicht.

»Wann haben sie angerufen?« Sie nahm ihm die Flasche aus der Hand. »Du kommst nicht wegen einem Rest Schnaps her.«

»Vor ein paar Stunden.«

Sie nahm die Schachtel vom Tisch, zündete eine Zigarette an und wischte sich mit den Fingerspitzen Tabakkrümel von den Lippen. Dann hielt sie ihm die offene Schachtel hin.

»Ich rauche nicht.«

»Heute schon.«

Bisch nahm ihr das Feuerzeug aus der Hand. Er fuhr mit dem Daumen über das Reibrad. Die Flamme schoss aus dem Kamin. Der Tabak knisterte, als er den ersten Zug nahm. Er unterdrückte ein Husten. Für eine Weile saßen sie schweigend da. Draußen zog ein leise schwätzender Eichelhäher vorbei.

»Margot weiß noch nichts davon.«

Die Alte sah ihn an. »Wenn du das für sie entscheidest, wird da für immer eine leere Stelle bleiben. Trauer braucht seine Zeit.«

»Ich habe ihre Pillen im Mülleimer gefunden, in Bananenschalen eingewickelt.« Er schloss die Augen. »Ich will nicht, dass sie sich etwas antut.«

»Glaubst du, du hinderst sie daran, indem du sie belügst?« Rauch kroch aus ihren Nasenlöchern. »Gegen die Lüge ist jede Medizin wirkungslos, dagegen gibt es kein Mittel, nichts, was man einnehmen kann.«

»Ich dachte, du machst Menschen wieder gesund.«

»Nein«, sagte sie. »Die Dinge geschehen, wie sie geschehen. Ich bin nur eine alte Frau, die ein paar Geheimnisse kennt.«

Er ließ die Kippe in eine der leeren Flaschen fallen. »Ich will sie nur beschützen.«

»Vor der Wahrheit musst du niemanden beschützen.«

Er ließ den Kopf auf die Nackenstütze sinken. »Unten bei Kurtsiefer ist ein Schaf gerissen worden. Gustav glaubt, dass es ein Wolf war.«

»Wölfe hat es hier immer gegeben.«

»Wölfe haben große Lungen. Sie hetzen ihre Beute.«

»Machst du dir Sorgen um eine alte Frau?«

Er stand auf und blickte durch eines der Löcher im Vorhang. »Du wohnst weit ab vom Schuss.«

»Das erste Tier, Wouter, das erste tote Tier, das du jemals gesehen hast«, sagte sie und zündete sich eine neue Zigarette an. »Was war das?«

»Fallwild. Ein Reh am Straßenrand. Muss kurz vorher überfahren worden sein.«

»Aber das ist nicht alles. Da gibt es noch eine Geschichte.«

»Ja, es gibt eine Geschichte ...« Er schob seine Hände in die ausgebeulten Jackentaschen. »Mein jüngerer Bruder hat sich bei einem Sturz das Schlüsselbein gebrochen. Das nächste Krankenhaus war in Kaltriehl. Offene Fraktur, die Knochen hatten sich verschoben, also behielten sie ihn da. Mein Vater nahm auf dem Rückweg den Pass über die Ville, er wollte so schnell wie möglich nach Hause, zu unserer Mutter, die noch nichts davon wusste. Auf dem Pass gab es damals keine Leitplanken. Ich erinnere mich, wie er gebremst hat. Das Geräusch der Reifen auf dem Asphalt, und wie es auf einmal da lag, mitten auf der Straße. Wie die toten Augen das

Scheinwerferlicht reflektierten.« Bisch presste die Lippen aufeinander. »Mein Vater stieg aus, beugte sich über das Tier und legte seine Hand auf die Flanke. Da war ein langer Riss … Er hat die Ricke an den Läufen von der Straße gezogen. Das Kitz, das sie in sich trug, bewegte sich noch.« Er räusperte sich. »Mein Vater war lange da draußen in der Kälte.«

»Er wird das einzig Richtige getan haben.«

»Wir haben nie darüber gesprochen, was in dieser Nacht passiert ist.« Er strich mit der Hand über das glatte Holz der Tür. »Aber ich habe die Kälte noch gespürt, als ich Stunden später im Bett lag.«

»Manchmal wird man die Kälte nie los, da bleibt sie in einem.« Sie atmete ein. »Du hast keine Schuld. Nichts davon konntest du verhindern. Es ist, wie es ist.«

Er stand im düsteren Flur, senkte den Blick, sah an der alten Frau vorbei in die Dunkelheit.

Draußen Nieselregen. Die Weiden bogen sich unter dem starken Wind. Ein ausgetretener Pfad kreuzte den Zufahrtsweg an einer Lichtung. Inmitten der aufgeworfenen Erde eine helle Erhebung. Bisch sah in den Rückspiegel und trat auf die Bremse. Er griff unter den Rucksack, fühlte über den Lauf der 1911 und stieg aus. *Keine Losung sieht so aus wie frische Wolfslosung.* Im Geflecht aus Haaren steckte das Geäfter eines gerissenen Rehs. Bisch sah sich um. Ein paar Schritte neben dem Pfad fand er die ersten Spuren. Vier Zehen. Handtellerballen. Zwei Krallen im Trittsiegel. Er nahm einen dünnen Ast vom Boden und steckte ihn in den Abdruck.

Als er wieder hinter dem Steuer saß, setzte sein Herz für einen Schlag aus. Ein Zucken im Brustraum. Er starrte auf die

Lichtung, die Hände auf den Oberschenkeln liegend. Das Summen des Motors das einzige Geräusch. Die Natur ist leer und still. Jegliches Mitgefühl entsteht nur in den Köpfen der Menschen. Das Herz folgt blind. Er wusste, dass die Natur nur einem Gesetz gehorcht – *fressen und gefressen werden.* Heute wusste er, dass es ein Akt der Gnade gewesen war. Ein schwaches Kitz. Ohne Mutter schutzlos ausgeliefert. Er legte den ersten Gang ein und fuhr los.

19
MARGOT

Der Blick in seine Augen beruhigt mich. Ich erkenne nur bedingungslose Liebe. Keine Angst. Keine Erwartung. Avon weiß, dass er zu mir gehört. Dass hier sein Zuhause ist. Wenn ich in seine Augen sehe, denke ich nicht nach. Dann gibt es nur den Moment – so still, dass ich vergessen kann.

Ich lege die Finger in sein Maul, streiche ihm über das kurze Fell am Stop. Drei Jahre alt seit diesem Sommer. Die Zeit vergeht wie im Flug. An den Tag, als Wouter ihn als Welpen mitbrachte, kann ich mich gut erinnern. Er wolle keinen Hund mehr, hat er gesagt. Als Marius in die Stadt zog, änderte er jedoch seine Meinung. Wouter lebt ein anderes Leben mit Hund. Nur wenn er mit dem Hund draußen ist, mit der Natur, dem Wetter verschmilzt, fühlt er sich der Welt zugehörig.

Ich sehe in den Spiegel – fahle, blasse Haut, eingefallene Wangen, Falten um die Augen. Strähne um Strähne wird mein Haar grau werden. Noch erkenne ich das Gesicht, doch schon bald könnte es das einer Fremden sein. Manchmal stelle ich mir vor, ich würde ohne Erinnerung aufwachen. Jeden Morgen den Dingen flüchtige Namen geben, die keinen Bestand haben, deren Bedeutung sich über Nacht einfach wieder auflöst.

Am Rand des Waschbeckens Wouters Barthaare. Ich lasse kaltes Wasser in meine Hand laufen, spüle sie in den Ausguss. Die Tage gleichen sich an, werden zu Wochen, Monaten. Die Morgenstunden bleiben Nacht. Die Leere im Haus erdrückt mich. Ich warte vor dem Küchenfenster. Starre auf die Wiese, die Sommerlinde. Nichts bewegt sich. Kein Ast. Kein Blatt. Ich klopfe mit den Knöcheln gegen die Scheibe. Da ist niemand.

Ich nehme den Mantel von der Garderobe und halte ihn in den Händen. Er ist fast so schwer wie ein Kleinkind. Das Fell auf den Absätzen ist glänzend und dicht, verströmt immer noch diesen seifigen Geruch. Wouter hat mir den Mantel in North Bay gekauft, als er in Kanada auf Elchjagd gegangen ist. Über zwanzig Jahre muss das her sein. Die Schwere fühlt sich richtig an, der Stoff, das Fell, die Last auf den Schultern, die Wärme, der Widerstand des Leders. Draußen die kalte Luft. Ich atme ein, gehe mit schnellen Schritten los, Avon an meiner Seite.

Die Wiese ist feucht. Endlich gibt es Regen. Wir haben nach einem heißen, trockenen Sommer lange darauf gewartet. Die Bäche und Flüsse auf dem niedrigsten Stand seit Jahrzehnten. Sämtliche Böden ausgedörrt. Langsam, ganz langsam erholt sich alles wieder. Ich gehe weiter, ein Stück die Straße entlang, am Rand des Feldes, auf dem Luzernen wachsen. Die Wolken über mir eine dunkelgraue Wand, die sich weit über das Land erstreckt. Ich spüre den Wind auf meinem Gesicht, wie er unter den Mantel das Brustbein hinaufkriecht. Avon folgt mir.

Es ist immer die gleiche Stelle, die ich aufsuche, seit Jahren schon. Sie liegt in einer Niederung, versteckt in dichtem Gehölz, das von der Straße nicht einzusehen ist. Ein Pfad führt an Ginsterbüschen vorbei hinab zum Ufer. Der Fluss ist aufgewühlt, das Wasser trübe und schmutzig von der abgelösten Erde. Es fließt träge dahin, gelbliche Schaumflocken gleiten über die Oberfläche. Von dem Pfad ist nach einer Weile nur noch eine Sandnarbe zu erkennen, der Rest ist mit Vogelmiere und Franzosenkraut überwuchert. Auf den Feldrändern steht der Brennnessel kniehoch. In der Luft der Geruch von frischem Harz und feuchter Baumrinde. Der Boden ist vollgesogen mit Regen. Schritt für Schritt gehe ich über die Schicht aus Nadeln. Im Schatten wird es kühl.

Der Ort ist einsam und verlassen. Ich setze mich auf die Wurzeln einer abgestorbenen Schwarzerle, deren Stamm sich flach über das grünstichige Wasser neigt. Der Kolk ist nach einem Bruch im Damm entstanden. Damals hat das Wasser die Ländereien geflutet, sich durch die Uferwand gearbeitet und einen Trichter im Schotter geformt. Heute wird der Kolk von einem schmalen Fließ gespeist, das von einem der Nebenarme abzweigt. Ich lege die Hände auf die Rinde, lasse meine Finger über die Furchen gleiten, spüre ihnen nach, bis sie im Nichts enden.

Es gibt viele Geschichten über diesen Ort. Erzählungen über Hexen, Neutäufer und Mörder. Der Boden ist gesund, voller Nährstoffe. *Avon*. Ich löse die Leine von seinem Hals. Er senkt die Schnauze, schnuppert am Mantel. Das Wasser bewegt sich kaum. Ich hebe einen Stein vom Boden auf, wische ihn mit dem Daumen sauber. Als ich ihn fallen lasse, gibt es kein

Geräusch. Die Wellen treiben ein Stück Farn bis zum Ufer. Der Stein wird für immer vergessen werden.

Das Wasser ist kühl. Ich spüre die Schwere, die mich immer weiter nach unten zieht. Meine Finger greifen nach Wurzeln, nach Erde. Wolken ziehen schnell vorüber. Die Rabenkrähen scheinen so nah. Das Wasser dringt an meine Ohren, es ist ein eigener Rhythmus, eine eigene Melodie. Dann wird es still. Jede Härte weicht.

Immer wenn ich an ihn denke, sehe ich seine Augen. Ihr Ausdruck war sehnsüchtig. Mit dem Glanz einer alten Seele. So sind auch die Augen seines Vaters. Wouter sagt, nur wer Schmerz erfahren habe, sei in der Lage zu sehen; *wirklich* zu sehen. Ich habe oft darüber nachgedacht, wie es sich anfühlen würde, ihn zu verlieren. Einen Teil meines Selbst zu verlieren. Darüber spricht man nicht. Man behält es für sich. Schweigt. Aus Angst, das Gedachte wird zur Wahrheit. Und so sind es Wunden geworden, die niemand sieht außer mir. Nur ich kann den Schmerz spüren. Es sind Lügen, die ich mir erzähle. Was soll ich sonst tun? Ich muss etwas glauben. Ich habe mich dazu entschieden.

Die Bilder der Toten entfernen sich aus dem Bewusstsein, werden immer blasser, bis sie vergessen sind. So ist der Lauf der Dinge. Vater. Mutter. Großvater. Großmutter. Das große Licht schluckt am Ende alle und alles.

20

Thies raste die Straße entlang. Die Tüte, mit der das Fenster zugeklebt worden war, flatterte im Fahrtwind. Das Haus hatte er bedrohlicher in Erinnerung. Sein spitzes Dach mit den schwarz glänzenden, von Grünspan befallenen Pfannen. Die Latten der Veranda. Das feuchte Holz. Zimmermannsnägel, die aus Stützbalken ragen. Die Köpfe rostig und scharf wie Messer. Im Rückspiegel wirkte es klein und schäbig.

Als er das Gaspedal durchtrat, machte der Wagen einen Satz und blieb stehen. Er zog den Schlüssel aus der Zündung und wartete einen Moment. Der Motor sprang mit einem Scheppern wieder an. Er ließ den Wagen über den umgestürzten Zaun rollen und stoppte neben dem Briefkasten. Sein Familienname war auf der Seite in breiten Lettern eingestanzt: *FRÜHREICH.* Jemand hatte die Prägung zerkratzt. Die Spuren in der Emaille waren deutlich zu erkennen. Er stieg aus und legte eine Hand auf das vom Regen nasse Metalldach. Seine Finger zitterten.

Die durchnässten Vorhänge klebten an den Fensterscheiben. Er hämmerte mit der Faust gegen die verschlossene Tür, berührte mit der Stirn das rissige Holz. Er hörte das Lachen von Karl, tief und rau. Noch einmal schlug er gegen die Tür. Das

Lachen verstummte. Schritte auf dem Dielenboden. Im Spalt erschien die bullige Gestalt seines Bruders. Karl blickte auf den Wagen. Kotflügel und Seitentüren mit Schlamm bespritzt.

»Sie hat 'n Schwein geschlachtet, drüben bei Werkreiter. 'n sauberer Schnitt. Hat nicht einmal gezuckt dabei.« Er schnalzte mit der Zunge. »Hängt noch am Eisen ... Ich hätt's ja dich machen lassen, aber ...« Der Schatten seines Körpers fiel auf die Veranda. »Ist das Blut in deinem Gesicht?«

Thies fasste sich an die Wange.

»Hast ihn gefunden?«

Er schüttelte den Kopf. »Krebs«, sagte er und blickte auf seine Wildlederstiefel. Auf dem Spann große, klebrige Flecken. Einen Augenblick lang sahen sie sich schweigend an, dann fragte Thies: »Ist das Wasser ausm Brunnen immer noch so kalt?«

Karl nickte.

Der Brunnen befand sich hinter dem Haus, in einer mit Klee bewachsenen Mulde. Eine Metallplatte deckte den tiefen Schacht ab. Die Oberseite war mit Vogelkot übersät. Thies zog sie ein Stück vom Trog weg. Modriger Geruch drang ihm entgegen. Die Wasserader, die den Brunnen speiste, führte in einer Geraden am Haus vorbei. Vor dreißig Jahren hatte die alte Pollozek sie mit einer Rute ausfindig gemacht. Den Schacht hatte er in einem langen, heißen Sommer gemeinsam mit Karl ausgehoben. Sie gruben durch Stein und Lehm, bis sie den Grundwasserspiegel erreichten.

Der Blecheimer tauchte mit einem hohl klingenden Geräusch ins Wasser. Das Seil straffte sich. Die Walze knirschte, als er ihn wieder aus dem Schacht zog. Niemand im Tal konnte sich erklären, warum das Wasser aus dem Brunnen so kalt war. Er stellte den Eimer auf den Boden, wusch sich die Unterarme, dann das Gesicht. Die Wolkendecke riss auf. Sonnenlicht erhellte den Hof, zeichnete die Schatten der Gebäude auf die Erde. Er griff unter die Metallplatte und zog sie wieder über den Schacht.

Sie stand am Fenster, hatte eine Hand auf die Scheibe gelegt, sah auf das dräuende Unwetter am Horizont. Vor der Wolkenfront zog ein Nebelschleier in Richtung der Felder. Sie trug eines seiner alten T-Shirts. Er küsste ihren Nacken, das feuchte Haar fiel ihr in die Stirn, dann strich er mit seinem Zeigefinger über ihre Wange, fasste unter ihr Kinn. »Ich kann ihn riechen«, sagte er und drückte ihr Gesicht gegen die Wand. »Du stinkst nach ihm, wie eine verdammte Hure stinkst du.« Seine Hand glitt über nackte Haut in die Jeans, fand die nasse, warme Stelle zwischen ihren Beinen. Dann hörte er Schritte in der Diele, erkannte die Schemen seines Bruders. »Mach das nie wieder«, sagte er und wischte seine Finger an ihrem T-Shirt ab.

An Karl haftete der dumpfe Geruch nach Stall und ihrem Geschlecht. Er blickte Richtung Kellertür. »Wir machen einen Strich, ein für alle Mal.« Thies legte die Hand auf die Klinke. Kalte Luft strömte durch den Spalt. Er blieb im Türrahmen stehen und sagte: »Blut ist dicker als Wasser.« Karl ging an ihm vorbei in die Dunkelheit. Eine steile Treppe ohne Geländer führte in das Untergeschoss. Leuchtstoffröhren summten an der Decke. Stockflecken zogen sich über die unverputzten Wände. An einer Leine aus Kunststoff hingen löchrige Socken. Waschmaschinen standen auf einem niedrigen Betonsockel. Im weiterführenden Gang mit Holzlatten voneinander abgetrennte Boxen. In den meisten stapelte sich Gerümpel. Leere Flaschen. Plastiktüten voller Müll. Eine Ratte kroch über den Boden und verschwand hinter einem Satz Winterreifen. Sie blieben vor der letzten Box stehen. Karl stieß die Tür mit der Fußspitze auf. In langen Metallregalen standen Werkzeugkasten, Leinentaschen. Karl machte einen Schritt in die Box und blieb vor einem der Regale stehen. Er streckte seine Hand aus, fuhr über die Oberflächen, betrachtete den Staub an seinen Fingern. Dann packte er einen braunen Lederkoffer am Griff und zog ihn aus dem Regal.

Thies atmete tief ein. »Ich hätte das Richtige getan.«

»Ja«, sagte Karl. »Und jetzt lass's uns zu Ende bringen.«

Ihre Stiefelabsätze versanken im Matsch. Karls Jeep parkte in einem Unterstand auf dem Hinterhof. Die Motorhaube war mit einer Militärplane abgedeckt. Er öffnete die Fahrertür. »Roll die Plane ein und leg sie auf den Rücksitz.« Die Plane war aus schwerem Material hergestellt. Thies legte die Ecken übereinander, zog die Kanten gerade und rollte sie zusammen. Im Fond roch es nach Schweiß und Zigarrenrauch. Karl stellte den Koffer auf den Rücksitz und startete den Motor. Das Getriebe heulte auf. Er ließ die Scheinwerfer ausgeschaltet. Abseits der Straßenlaternen war die Dunkelheit vollkommen. Gebäude vage Umrisse. »Weißt du, wann alles vor die Hunde gegangen ist?« Karl lehnte sich im Sitz zurück. »Als die Menschen angefangen haben, Mauern um ihr Land zu ziehen, als sie ein Maß für alles fanden, einen Wert.«

Der Mond eine schmale Sichel am Himmel. Vor den Häusern standen offene Mülltonnen. Hinter den Fenstern zuckte grellblaues Licht. Niemand war auf der Straße. Karl hielt am Rand eines offenen Feldes. In der Nachtluft kondensierten die Abgase. Der Auspuff vibrierte leise. Er stellte den Motor ab. Sie sahen durch die mit Insekten verklebte Frontscheibe auf das brachliegende Land.

»Du weißt, was hier passiert ist ...«

Thies antwortete nicht. Regenwasser glitzerte in den tiefen, breiten Furchen. Das Feld verjüngte sich, ging an der Stirnseite in eine mit Gras bewachsene Wiese über, auf der eine Reihe krummer Obstbäume stand. Karl nahm den Koffer vom Rücksitz und öffnete die Fahrertür. »Hinten ist 'n Reservekanister. Mach dich nützlich.«

Thies senkte den Blick und lehnte den Kopf gegen das Seitenfenster. *Das Lächeln, die schmalen, blassen Lippen, dann die schwarze Zunge, die dünnen, kalten Finger, die nach ihm griffen, ihn festhielten, die über seine glatte, weiche Haut strichen.* Er wischte sich mit der Hand über den Mund und klappte den Sitz zurück. Der Kanister stand hinter dem Trenngitter in einem der Seitenfächer. Er drehte den Verschluss ab. Der beißende Gestank von Benzin kam ihm entgegen.

Karl wartete in der Feldmitte, Hände in den Taschen. Der Koffer lag auf der feuchten Erde. »Ich hab seinen heißen Atem zwischen den Fingern gespürt«, sagte er. »Hat versucht zu schreien, aber kam nur leises Knurren, wie bei 'ner alten Töle.« Karl stellte einen Fuß auf den Koffer. »Das Blut is' ihm an den Hosenbeinen runter. Ich wusste gleich, der is' weg.«

Thies bückte sich, streckte die Hand aus, fühlte über das Leder, die Nähte. »Ich hab geglaubt, da, in seinem Mund, tief drin, da lebt 'n Tier.« Er öffnete das vergoldete Schloss. Die Klamotten im Koffer waren alt und ungewaschen. Hemden.

Wollpullover mit großen Löchern. Eine ausgebeulte Cordhose. Er verteilte das Benzin über der Kleidung. Die Flamme brannte blau, breitete sich auf dem getränkten Stoff aus, züngelte am Innenfutter. Dichter, grauer Rauch sammelte sich über dem Koffer, stieg auf und verflüchtigte sich in der Nacht. Das Leder glänzte im Mondlicht. Sie starrten schweigend in das Feuer. Das Geräusch der Flammen, ein leises Knacken. Es dauerte nicht sehr lange.

Karl ließ den Blick über die Hügel schweifen. »Die sind gekommen, mit ihren Angeboten, aber ich hab sie jedes Mal weggeschickt.« Er zündete sich eine Zigarette an und nahm einen tiefen Zug. »Fressen oder gefressen werden, das ist alles.«

Thies hielt die Hände über das Feuer, das einen Rest Wärme ausstrahlte. Die Klamotten waren verbrannt. Er trat mit der Stiefelspitze gegen den Koffer. Die Asche zerfiel zu einem flachen Haufen.

21
BISCH

Manchmal ist Fahren alles. Sich fortbewegen. Nicht stehen bleiben. Ich denke an den Wolf, der im Dickicht lauert. In Kanada habe ich gesehen, wie ein Rudel einen Elch gejagt hat. Die Wölfe rissen Stücke aus seiner Flanke, noch während der Bulle sich mit den letzten, dampfenden Atemzügen niedertat. Sie warteten nicht erst auf den Tod. Das Blut glitzerte auf der Schneedecke, schäumte im Fell der Wölfe, tropfte aus ihren Fängen. Es sind wilde Tiere, die kein Erbarmen kennen. Sie warten auf eine erste Schwäche. Dann wird man zur Beute.

Das Tal wird einem eng. Man sieht den Himmel, doch er ist nie weit, erscheint nie endlos. Immer ist da die Ville, die Umrandung aus dunklem Gestein, die auch diejenigen begrenzt, die hier leben. Die Erde ist uns heilig. Wir kennen jeden Grenzstein, jeden Flusslauf. Unsere Namen sind alte Namen, die wir mit Stolz tragen, auch wenn nichts außer dem Klang übrig geblieben ist. Doch die Legenden werden in die Ohren der Jungen geflüstert. Unsere Traditionen vererben sich, wie das Blut fließt. Marius hat es hier im Tal immer gehasst. Er sagte, er liebe die Berge, weil sie nüchtern seien. Jedem Berg wohne eine eigene Logik inne. Aber hier zählen Blutsbande vor jeder Vernunft. Er konnte es kaum abwarten, die Gegend zu verlassen.

Es gibt einen Ort, den ich aufsuche, wenn ich die Welt für ein paar Stunden vergessen will. Ich fahre vor die Felskante und stelle den Motor ab. Von hier aus sieht man das ganze Tal, über das Tal hinweg, doch im Grunde erahnt man die Welt dahinter nur. Meine Wirklichkeit endet hinter diesen Bergkuppen.

Die Flasche Zinn 40 ist halb voll. Der erste Blitz. Ein helles Zucken am Himmel. Grollender Donner folgt Sekunden später. Der Regen wird stärker, säubert die Luft. Nach dem Regen atmen ist wie neu geboren werden. Ich nehme einen Schluck, und noch einen, bis ich nichts mehr schmecken kann.

Als ich aufwache, ist es Nacht. Es regnet nur noch dünne Fäden. Der Himmel klar. Voller Mond. Im Wagen ist es kalt, ich spüre meine Finger kaum. Ich starte den Motor, drehe die Heizung auf. In meinem Mund der Geschmack von Schnaps. Ein stechender Schmerz hinter den Schläfen. Ich packe den Zinn 40 ins Fach unter dem Armaturenbrett und lege den Rückwärtsgang ein. Die Reifen drehen durch, und als ich Gas gebe, macht der Wagen einen Satz nach vorne. Das Licht der Scheinwerfer zerschneidet die Dunkelheit. Ich denke an Margot. Wir reden nicht darüber. Wenn wir darüber reden, reden wir über Erinnerungen. Ich sehe das Haus durch die Äste der Sommerlinde. Rollsplit knirscht unter den Reifen. Ich bleibe hinter dem Steuer sitzen. Der Motor kühlt mit einem Summen ab. Etwas ist falsch. Stille. Es ist die Stille. Es fehlt eine Stimme. Ein Wort.

Das Tor zum Käfig steht offen. Der Futternapf ist leer. Ich schließe die Haustür auf, lasse das Licht ausgeschaltet. Vor der Treppe liegen Klamotten auf einem Haufen. Der Stoff ist nass und schwer. Ich rieche das Moor, den Wald. Für einen Moment bin ich verloren in der Dunkelheit, strecke die Hände aus, greife nach etwas, an dem ich mich festhalten kann. Ich falle, liege am Boden, mein Kopf gleich neben ihren Klamotten. Ich erkenne den Geruch, ich erinnere mich an den Ort. Sie würde es nur so tun. Ins Wasser gehen. Der Welt entgleiten, sie zum Abschied noch einmal in den schillerndsten Farben sehen. So, als sei man wieder Kind, als sähe man alles zum ersten Mal. Wie schwer ein Körper werden kann. Jeder Schritt mühsam. Ich konzentriere mich auf die Bewegungen, Bein vor, Hand am Geländer. Ihr Atmen. Ein leises, langes Geräusch. Sie liegt auf dem Bett. Die Fenster sind weit geöffnet. Der Wind bläht die Vorhänge auf. Mondlicht auf ihrer Haut. Die weiße Frau, denke ich, als ich sie sehe. Sie ist die weiße Frau, die uns allen den Tod bringt. Ein Geist, der umgeht, einem die letzten Stunden ankündigt.

Auf der Decke liegt Avons Leine, ein Stück langes, braunes Leder. Ich nehme sie in die Hand. Es ist eine alte Leine, an vielen Stellen rissig und hell. Ihre Augen stehen offen. Sie starrt aus dem Fenster auf eine Stelle am Himmel. Das Leder ist feucht, riecht nach Avons Fell, nach seinem Fell und nach diesem Ort. Ich gehe. Ich lasse die Tür zum Schlafzimmer offen.

Das Fahren. Ich trete aufs Gas, der Wagen beschleunigt. Die Welt wird zu einer Abfolge hektischer Bilder, zu Schnappschüssen, die ich aus den Augenwinkeln wahrnehme, doch die Geschwindigkeit fühlt sich gut an, lässt mich vergessen. Keine Vergangenheit. Keine Zukunft. Ich schließe die Augen, lasse das Lenkrad los, der Wagen kommt von der Fahrbahn ab. Ich warte auf zerberstendes Glas, dass mein Gesicht durch die Windschutzscheibe bricht, zerschnitten wird. Abgetrennte Augenlider, mein Nasenbein tief im Hirn, und überall der Geruch von Blut. Nichts passiert, nur das Geräusch von Reifen, die sich durch tiefes Gelände arbeiten. Der Wagen fährt in einer geraden Linie über das Feld. Immer weiter. Es gibt kein Entkommen. Ich öffne die Augen und lenke den Wagen zurück auf die Straße.

Am Horizont das flackernde Neonlicht der Tankstelle. Ich schalte einen Gang runter, der Motor bremst ab. Die Tankstelle hat rund um die Uhr geöffnet, das Innere ist taghell erleuchtet. Ich fahre über den leeren Parkplatz, an den Tanksäulen vorbei, halte neben den Reifendruckgeräten.

Die Nachtluft ist klar und kalt. Die Türen öffnen sich automatisch. Ich gehe an den Kühlregalen vorbei. Softdrinks in Dosen. Flaschenbier. Hinter dem Verkaufstresen sitzt ein Junge. Vielleicht zwanzig Jahre alt. Sein Gesicht ist übersät mit roten, entzündeten Pickeln.

»Kaffee?«, frage ich, und er nickt Richtung Vollautomat, der in einer Nische neben dem Zeitungsregal steht.

»Selbstbedienung.«

Ich suche in der Manteltasche. Ein paar Münzen bleiben an meiner Handfläche kleben. Das Zwei-Euro-Stück fällt mit einem Klicken in den Schlitz. Die Wähltasten leuchten auf. Ich drücke *Cafe Crema*. Ein dünner Strahl schießt aus der Düse in den Pappbecher. Der Kaffee ist heiß und riecht nach nassem Papier. Ich halte den Becher zwischen den Fingern, stelle ihn auf das Tablett für das Wechselgeld. Der Junge mit dem pickligen Gesicht sieht mich mit großen Augen an.

»Noch eine von denen da.« Ich zeige auf die kleinen Wodkaflaschen, die im Regal neben den Süßigkeiten stehen. Er nickt, und ich reiche ihm eine der Flaschen über die Theke. Der Junge zieht den Barcode über die Registrierkasse.

»Fünfsechzich macht das.«

Ich lege einen Zwanziger auf die Schale, und als er mir das Wechselgeld rausgibt, lasse ich Münzen und Flasche in meiner Jackentasche verschwinden. Draußen vor der Tankstelle starre ich in den sternenklaren Himmel. Ich nehme das Halsband vom Sitz und fahre mit dem Daumen über das Leder. Das Fell. Ich kann sein Fell riechen, ein letzter Rest davon. Im ersten Winter habe ich ihn in den eiskalten Fluss gejagt. Er hat keinen Augenblick gezögert. Ich höre Avon, sein Bellen, tief aus dem Wald dringt es zu mir, ein Raunen nah an meinem Ohr. Er ist da, ich spüre es.

Ich erinnere mich, wie ich als Junge im Sommer barfuß über die Stoppelfelder gelaufen bin. An das Gefühl unter den nackten Sohlen. Die Geräusche bei jedem Schritt. Wie sich die Landschaft unter dem Licht der Sonne veränderte, die Felder länger, der Himmel weiter wurde. Der Horizont begrenzt durch ein Hitzeflimmern, als sei dort die Welt zu Ende. Das Gesicht meines Vaters, mit der hohen Stirn, der Narbe unter dem Auge und dem löchrigen Vollbart sehe ich nicht. Da ist nur der Geruch. Sein eigener Geruch, tief verwurzelt in meinem Gedächtnis – Old Spice, Pfeifentabak und Gagel. Selbst nach all den Jahren kann ich ihn riechen, und dann entsteht doch noch ein Bild, nach und nach setzt es sich zusammen – ich sehe ihn, wie er vor der Scheune sitzt, Felle gerbt, ein Stück zerlegt, alles mit bedachten, präzisen Bewegungen, die Messer wie Blitze in seinen Händen, die Finger ganz weich vom Fett.

Ich fahre weiter, und dann bemerke ich, dass ich am Moor angelangt bin. Den Wagen lasse ich offen, gehe durch das Unterholz, das das Moor von der Straße trennt. Ich steige über umgefallene Stämme, Moosflächen, der Boden wird schwammiger, ich trete auf die Inseln aus Pfeifengras, jeder Schritt behutsam und vorsichtig. Das Wasser glitzert in den Kuhlen. Birken haben ausgeschlagen, ihre Triebe lang und dünn. Wacholder umschließt das Areal. Ich höre Kolkraben rufen und Birkhähne fauchen, aber das sind Bruchstücke meiner Erinnerung, aus einer längst vergangenen, vergessenen Zeit. Die einzelnen Rinnsale laufen zu einer großen Wasserfläche zusammen. Am Rand des mit Ried bewachsenen Ufers, durchdrungen von silbernem Wollgras, steht der Porst. Seine Sträucher sind hüfthoch, blattlos, die Blüten schimmern im Mondlicht. Ein strenges Aroma geht von ihnen aus, vermischt sich mit dem würzigen Kiengeruch.

Ich strecke die Hand aus, greife in einen Busch, die Blüten sind offen, mit einem öligen Film überzogen. Ich atme den Geruch ein, Momente wie Andenken, wie der Blick in ein dunkles Tierauge. Die Hand meines Vaters, groß, warm und stark, wie sie sich auf meine Schulter legt, und ich weiß, mir wird nichts geschehen, nichts kann mir etwas anhaben. Kein Tier. Kein Mensch. Ich bin sicher.

Raunen, Flüstern um mich herum. Der Wald, so übervoll mit Leben. Als ich mich umdrehe, sehe ich in die glänzenden Augen eines Waldkauzes, der geräuschlos auf einer Holzplanke neben mir gelandet ist. Einen Augenblick lang verharren wir, dann breitet er die Schwingen aus und setzt zum Flug an. Er ist so nah, dass seine Federn mein Gesicht streifen. Zwei Flügelschläge, danach schwebt er lautlos durch die Lüfte, ein Schatten am Nachthimmel.

Ich warte in der Dunkelheit. Erinnerungen fließen durch mich hindurch: Marius, wie er mich auf dem Klettersteig in Österreich überholt, wie ihn in seiner Euphorie niemand aufhalten kann. In jenem Sommer begann er, sich für immer zu verändern. Söhne wollen sich vor ihren Vätern beweisen.

An diesem Tag hatte er den Weg gefunden, eine eigene Welt zu erobern. So wurden die Berge zu seinem Ritual. Jeder bezwungene Gipfel zum Beweis der Eigenständigkeit.

Als ich das Moor verlasse, beginnt es zu regnen. Ich spüre die Tropfen kühl auf meiner Haut, lege den Kopf in den Nacken und schließe die Augen. Das Geräusch des Regens auf den Blättern. Sanftes Rauschen. Jeder Ort hat seine Geister, man muss sich nur dazu entscheiden, an sie zu glauben. Aus den Abdrücken meiner Stiefel werden kleine Gräber.

Im Wagen knöpfe ich mir den Mantel zu. Mein Atem wird zu weißen Wolken. Ich höre nichts. Ich sehe nichts. Dann kommt die Dunkelheit.

22

Der Himmel hatte die Farbe von Blei angenommen. Bald würde die Sonne aufgehen. Die Stunde zwischen Nacht und Tag. So hell, dass man das Weiß der Augen erkennen konnte.

An der Stelle, an der der Koffer verbrannt war, glitzerte etwas im Schlick. Karl trat die Asche mit dem Stiefelabsatz auseinander und hob die Armbanduhr auf. Das Glas hatte in der Mitte einen Sprung. Der Sekundenzeiger hakte auf der Stelle. Er schloss die Hand zur Faust, holte aus und warf die Uhr hinter den Zaun in das hüfthohe Gras. »Das war's«, sagte er. »Gehen wir.«

Thies blieb vor dem Wagen stehen. »Ich weiß das mit Monique.«

Karl legte den Kopf in den Nacken und lachte. Dann griff er in seinen Hosenbund.

»Warst immer 'n lausiger Schütze.«

»Auf fünf Meter reicht's.«

»Auf fünf Meter trifft 'n Blinder.«

Karl strich mit dem Zeigefinger über den Lauf der Nagant. »Die alte Eiche unten am Fluss, die hat 'n langen Riss, mitten im Stamm. 'n gutes Ziel. Jeder drei Schuss ...«

»Und wenn du verlierst?«

»Dann beschaff ich dir dein Geld, und du verpisst dich hier und lässt dich nie wieder blicken …«

»Bist doch geputzt wie sonst was.«

»Hab ich dich jemals belogen?«

Stille. Sie standen sich gegenüber, Karl die Waffe in der offenen Hand.

»'s geht nicht ums Geld, 's geht um was anderes …« Thies spuckte auf den Boden. »Du, du verlierst nicht einfach so.«

»Nein«, sagte Karl. »Ich verlier nicht einfach so.«

Thies lächelte knapp. »So viel is' sie mir nicht wert.«

Morgennebel stand auf den Feldern. Sie folgten einem ausgetretenen Pfad, der am Waldrand entlang zum Fluss führte. Das Ufer fiel steil ab, mündete in einer Senke, über die das Wasser langsamer floss. Karl stellte den Fuß gegen einen hüfthohen Stein und zeigte auf das andere Ufer. Der Stamm der Eiche war knorrig um die eigene Achse gewunden. Die Äste ragten über das Wasser hinaus, warfen lange Schatten auf die Oberfläche. Er hob einen Stein auf und holte aus. Der Stein landete im Röhricht auf der gegenüberliegenden Seite. Thies ging zum flacheren Teil des Ufers und blieb stehen. Das Wasser berührte seine Stiefelspitzen. Er streckte den linken Arm aus und hob den Daumen. »Was ist mit der siebten Kugel?«

Karl schloss für einen Moment die Augen. »Ich hab meine Seele nicht verkauft«, sagte er. »Die siebte Kugel macht, was sie will.«

»Könntest einfach abdrücken.«

»Ist immer noch das gleiche Blut in unseren Adern.«

Sie standen schweigend nebeneinander, den Blick auf die Eiche gerichtet.

»Die siebte Kugel«, sagte Thies dann. »Sollte die Braut treffen. Das wäre gerecht.«

Karl schüttelte den Kopf. »Hab'n genug geredet.«

Er hielt den Revolver in der Hand, hob den Arm, die Waffe eine natürliche Verlängerung. Er verlagerte sein Gewicht auf das Standbein, beugte sich nach vorne, ohne die Körperspannung zu verlieren. Der erste Schuss löste sich abrupt – ein kurzes, lautes Peitschen. Die Kugel traf den Stamm. Zerfetzte Rinde flog durch die Luft. Dann Stille. Das Rauschen des Flusses. Er verengte die Augen, visierte das Ziel an, krümmte den Zeigefinger. Der zweite Schuss streifte nur das Astwerk. Er ließ den Arm fallen, lockerte die Finger, bis seine Hand wieder ruhig wurde. Die letzte Kugel traf genau in den Riss. Eine Wolke feiner Staub stieg auf.

»Zwei Treffer.« Karl senkte den Lauf, drehte den Griff so, dass Thies die Waffe aufnehmen konnte. Für einen Augenblick verharrten sie so, Karl die Hand um den Lauf geschlossen, Thies den Griff umfassend.

»Im Krieg und in der Liebe ist alles erlaubt.«

»Du kannst auf nichts schießen, was Augen hat«, sagte Karl und ließ den Lauf los. »So ist das schon immer gewesen.«

Thies antwortete nicht. Er sah auf den Riss im Stamm, lang wie eine Elle, tief und schwarz. Dann wog er den Revolver in der Hand, verschloss das linke Auge und brachte Kimme und Korn übereinander. Er spannte den Hahn, spürte das Gewicht des Abzugs. Der Rückstoß ließ die Waffe hochschlagen. Er feuerte die Schüsse hintereinander ab, ließ den Arm dann langsam sinken.

»Bist immer noch 'n verdammt guter Schütze«, sagte Karl. »Hast nichts verlernt.«

Thies spannte den Hahn, drehte sich um und richtete den Lauf auf das Gesicht seines Bruders. Er öffnete den Mund. Sein Atem kondensierte. Aus dem Wald drang das Rufen eines Schwarzspechts. Dann Schritte im Dickicht. Ein mittelgroßer, breitschultriger Mann mit grauem Haar und Vollbart trat an der Flussbiegung aus dem Wald und watete mit großen Schritten durch das flache Wasser. Er trug eine gefütterte Feldjacke und schwere Stiefel. Die Läufe des Drillings in seinen Händen waren abgekippt. »Wart ihr das? Habt ihr geschossen?«

Thies atmete geräuschlos aus, drückte den Hahn zurück, zog langsam am Abzug. Der Revolver entspannte mit einem leisen Klicken.

»Ich rede«, sagte Karl und drehte sich um.

Der Mann blieb ein paar Meter vor ihnen stehen.

»Hab'n 'ne Kurzwaffe eingeschossen. Ist nicht verboten.«

»Ist aber nicht euer Revier.«

»Da scheiß ich drauf ...«

»Frühreich«, sagte der Mann und verengte die Augen. »Ich erinner mich.«

»An was erinnerst du dich?«

»An deinen Vater.«

»'ne Menge Leute erinnern sich an meinen Vater.« Karl nahm die Hände aus den Taschen. »Und ich erinner mich an deinen Sohn, Wouter. Biste eigentlich immer noch der Lakai von diesem Lackaffen.«

»Stehst auf seinem Land.«

»*Ich steh auf seinem Land ...*«, wiederholte Karl und lachte. »Hat's meinem Alten aus den Händen gerissen, als er nicht mehr ganz richtig im Kopf war.«

»Habe ich anders in Erinnerung.«

»Ach ja?«

»Ja«, sagte Bisch. Er schob den Schaft des Drillings unter seine Armbeuge und legte eine Hand auf die Läufe. »Hatte einen glasklaren Blick, als er die Verträge unterschrieben hat.«

Karl schnalzte mit der Zunge. »Und jetzt? Erzählen wir uns noch mehr alte Kamellen?«

»Ihr habt hier nichts verloren«, sagte Bisch und blickte auf den Revolver in Thies' Hand. »Und so was will ich auf keinen Fall mehr sehen.«

»Mach dir nicht ins Hemd.«

»Dann hab ich mich nicht deutlich genug ausgedrückt.« Er schloss die Läufe des Drillings und schob den Zeigefinger vor das Abzugszüngel.

»Mach mal halblang. Ist nur 'n Cousin aus der Stadt.« Karl nickte zu Thies, der den Revolver in der Manteltasche verschwinden ließ. »Wollte mal mit raus.«

»Cousin aus der Stadt ...«

»Ja, dic Zeiten ändern sich.«

»Nur die Menschen ändern sich nicht.«

»Wem sagste das?«

»Dann verstehen wir uns«, sagte Bisch. »Wenn ich nachher hier vorbeikomme, will ich euch nicht mehr sehen.«

Die Brüder sahen dem Mann hinterher, wie er dem Flusslauf folgte und wieder im Dickicht verschwand.

23

Eine Rabenkrähe landete auf der Motorhaube des Defender. Der Vogel trug eine Haselnuss im gefiederten Schnabel. Bisch hörte das Geräusch der Schritte und blinzelte. Das Tageslicht schmerzte in seinen Augen. Er richtete sich im Sitz auf und nahm die leere Flasche Wodka vom Armaturenbrett. Die Krähe legte die Nuss auf den Falz, hob den Schädel und starrte ihn aus dunklen Augen an

Bisch kurbelte das Seitenfenster herunter, griff nach der Nuss und legte sie auf die Kunststoffoberfläche der Mittelkonsole. Nach einem Schlag mit dem Knauf der 1911 brach die Schale. Er entfernte den Kern und wischte die Schalenreste in den Fußraum. In Vierheilig hatte er vor Jahren einmal beobachtet, wie Krähen auf einem Ampelmast hockten und Walnüsse vor die Reifen der Autos fallen ließen. Sie wussten, dass die Schale dem Gewicht der Fahrzeuge nicht standhalten würde. Er schnippte den Nusskern aus dem Seitenfenster. Die Krähe verharrte für einen Moment, breitete die Flügel aus, hob mit kurzen Schlägen ab. Sie flog einen ausgedehnten Bogen, tauchte in einen Sturzflug und krallte sich die Nuss. Bisch sah dem Vogel nach, wie er elegant durch die Luft glitt. Dann startete er den Motor.

Die Tür zur Hütte war angelehnt. Bisch blieb davor stehen und klopfte gegen das verwitterte Holz. Ein saurer Geruch stieg ihm in die Nase.

»Gustav«, sagte er. »Gustav, bist du da?« Leises Stöhnen. Er stieß die Tür mit der Stiefelspitze auf.

»Ich hab's«, sagte Gustav, dann noch einmal: »Ich hab's ...« Seine Stimme klang schwach. Er lag auf dem Bett, eine dünne Wolldecke über den Beinen. Auf dem Tisch, der vor dem Bett stand, brannte eine Öllampe. Ein Bottich Sauerkraut stand auf dem Boden.

»Was hast du?«

»Das Ticket.« Gustav hustete und zeigte auf einen Umschlag, der gegen den Bottich lehnte. »Pearson Airport.«

»Machst Ernst.«

»Brauch nur noch 'n Reisepass.« Gustav zog die Decke von den Beinen und setzte sich auf die Bettkante. »Meiner war seit vierzehn Jahren abgelaufen ... hatt keine Ahnung. Ich dachte ja, die lassen Rentner einfach so rein.«

»Also hat Wasserfuhr dir dein Geld gebracht.«

Gustav nickte.

»Ist kein schlechter Junge.«

»Ist mir egal«, sagte Gustav. »Den seh ich nie wieder.«

Bisch sah auf das braun angelaufene Sauerkraut.

»Ich hab seit Tagen keinen Appetit mehr, außer auf Sauerkraut.« Er stand auf, steckte die Füße in ein paar Lederschlappen und bückte sich nach einem Einmachglas, das neben dem Bettpfosten stand. »Ist vom letzten Winter.« Er ging zum großen Tisch in der Mitte des Raumes und zog einen Stuhl hervor. Bisch nahm ihm das Einmachglas aus der Hand und setzte sich.

Gustav zuckte mit der Schulter. »War gestern in Vierheilig,

Passfotos. Was soll ich sagen? Hatte meine Visage lange nicht mehr gesehen. Aber machst du nichts dran, ich brauche die Fotos ja.«

Bisch öffnete das Glas. Der Geruch, der aus dem Glas emporstieg, erinnerte ihn an verfaultes Obst. Er hielt den Atem an und schob das Glas von sich.

»Hier«, sagte Gustav und legte die Fotos vor ihn hin. »Wie sehe ich aus?«

»Wie immer.«

»Ach, hör auf.«

»Gustav, sind Passfotos. Wie sollst du da aussehen?«

»Als wär ich schon kalt.«

Der Papierstreifen, auf dem die Fotos gedruckt waren, glänzte silbrig matt.

»Wann geht deine Maschine?«

»In drei Wochen.«

»Ich fahr dich zum Flughafen.«

Gustav legte die Hand auf das Glas und zog es zu sich. »Weißt du eigentlich, dass ich mal im Knast gesessen hab?«

Bisch schüttelte den Kopf.

»Paar dumme Sachen gemacht früher. Autos geknackt.«

»Wie lange hast du dafür gebrummt?«

»Nicht lange.« Er nahm einen Schluck aus dem Einmachglas. »Früher konntest du die Kisten einfach so kurzschließen. Spule, Startrelais überbrücken, Sperrzapfen wegdrücken. Dauerte nur ’n paar Minuten. Hab die ja nie geklaut, um sie zu verhökern, ich wollt mich da nicht dran bereichern, ich bin nur so lange rumgefahren, bis der Tank leer war.«

»Ja, manchmal ist Fahren das Einzige, was einem bleibt.«

Gustav nahm noch einen Schluck und setzte das Glas ab. »Ich hab mal den Strich 8er vom alten Wasserfuhr geknackt …

'ne 200er Limousine, ganz in Weiß. Da hab ich noch nicht für ihn gearbeitet. Der hatte die Kiste in der Einfahrt stehen, und ich bin morgens immer dran vorbei ...«

»Man begehrt, was man jeden Tag sieht.«

»Tank voll, war die halbe Nacht unterwegs, einfach gefahren, geraucht, irgendwann hab ich auf 'ner Kuhwiese gehalten, um pissen zu gehen, und bin dann hinterm Steuer eingeschlafen«, sagte er und schraubte den Deckel auf das Glas. »Morgens weckt mich die Schmier.«

»Und der alte Wasserfuhr?«

»Wusste immer alles. Hat mich trotzdem eingestellt und nie auch nur ein Wort drüber verloren.«

»Sagt was über ihn.«

»Sagt 'ne Menge über ihn.«

Sie saßen sich an dem langen Tisch schweigend gegenüber. »Mein Sohn«, sagte Gustav schließlich und machte eine Pause, bevor er weitersprach. »Die Wahrheit ist, dass wir seit zwanzig Jahren nicht mehr miteinander reden.«

Bisch hob die Augenbrauen. »Zwanzig Jahre?«

»Ja, ich weiß, das Ticket, ich hab's gekauft und bezahlt und alles, aber ... es ist, wie es ist.«

»Wie hast du dir das vorgestellt?«

Gustav stand auf und ging zur Küchenzeile auf der anderen Seite der Hütte. »Hatte ich vor Jahren gekauft, weil ich dachte, 's wird noch mal was, da war er hier, seine Mutter besuchen.« Er holte zwei Zigarren aus der Schublade und betrachtete sie für einen Augenblick. »Kennst du das, wenn der Blick alles sagt, wenn ein Blick dir die ganze Geschichte erzählt?«

Bisch nickte.

»So war das. Bin gar nicht erst ausgestiegen, bin einfach weiter. 's wär nicht richtig gewesen ...« Gustav legte die Zigarren nebeneinander auf die Tischplatte. »Ich flieg rüber, und dann, dann seh ich einfach weiter.«

»Wahrscheinlich das Beste.«

»Denk ich jetzt nicht weiter drüber nach«, sagte Gustav. »Ist ja noch was Zeit.« Er setzte sich wieder an den Tisch, nahm eine Zigarre aus der Cellophanhülle. und roch am Blatt. »Die Dinger haben sie nach Churchill benannt. Sind teuer gewesen. Man raucht ziemlich lange dran, hab ich mir sagen lassen ...«

Bisch beugte sich über den Tisch und nahm eine der Zigarren.

»Mein Vater hat immer nach der Jagd geraucht. Saß in seinem Trophäenzimmer, alles dunkel, nur die Glut der Stumpen.« Er drehte die Zigarre zwischen den Fingern. »Wollte es ihm gleichtun – dasitzen, paffen.«

»Hat er dich rauchen lassen?«

»Später dann, ich war vielleicht dreizehn. An dem Tag hatte ich Apfelkompott gegessen. Meine Mutter machte ihn aus Kantäpfeln, mit Zimt und braunem Zucker. Ich hab den halben Topf leer gemacht.«

»Kann mir den Rest denken«, sagte Gustav und drückte auf die Kappe der Zigarre. Der Tabak war weich und gab nach. »Bist vom Klo nicht mehr runtergekommen.«

»Nach dem ersten Zug, das war wie ein Schlag in den Magen.«

Die Männer sahen sich an und lachten gleichzeitig.

»Apfelkompott.« Gustav schüttelte den Kopf, steckte sich die Zigarre zwischen die Lippen und befeuchtete das Ende mit Speichel. »Jetzt ist auch 'n guter Moment.«

Bisch legte die Zigarre zurück auf den Tisch. »Ich suche nach Avon ...«

»Aber dir läuft doch kein Hund weg?«

»Nein.«

Gustav nahm die Zigarre aus dem Mund, steckte sie sich in die Hemdtasche und stand auf. »Dann sollten wir keine Zeit verlieren.«

»Das mach ich alleine«, sagte Bisch. »Du weißt, wie das ist.«

»Ich weiß, was passieren kann.«

Bisch zeigte auf die Zigarre. »Verschieben wir.« In der Tür blieb er stehen. »Frühreichs«, sagte er. »Der Vater ist an 'nem Arbeitsunfall gestorben.«

»Was ist mit Frühreichs?«

»Heute Morgen war einer von denen im Revier, hat mit 'ner Kurzwaffe rumhantiert.«

»Sicher Karlchen.« Gustav lächelte. »Ist 'n Kauz. Die meisten machen einen Bogen um ihn, obwohl er keinem was getan hat, aber seit die Mutter tot ist, da ...« Er zuckte mit der Schulter. »Die Leute mögen keine Sonderlinge.«

»Hat der einen jüngeren Bruder?«

»Thies«, sagte Gustav. »Ja, der kleine Thies. Der beste Schütze, den ich je gesehen hab. Schon lange weg, abgehauen in die Stadt. Weiß nicht, was da passiert ist, aber der Junge war nicht mal bei der Beerdigung seiner Mutter.«

»Ja, nichts Genaues weiß man nicht, wenn man nicht genau weiß, was los ist.« Bisch kniff die Augen zusammen und blickte über das Land. »Ich muss los, Gustav.«

»Wo willst du anfangen?«

»Man fängt da an, wo sich die Spur verloren hat.«

»Ich halte die Augen offen.«

Bisch legte seine Hand auf Gustavs Schulter. »Danke dir.«

Als er losfuhr, stand die Sonne hoch am Himmel. Er ließ den Wagen an einem der Feldränder stehen, schlug sich ins Unterholz und folgte dem Flussverlauf, bis er an eine Felswand gelangte. Die Natur hatte sich nicht verändert. Buchen und Birken waren über die Jahre gewachsen, ihre Rinde fester geworden. Es war ein Ort, an dem man seine Seele verlieren konnte. Nah am Leben. Näher am Tod. Der Boden um den Kolk war verworfen, die Erde zerfurcht. Die Spur führte an zwei Rotbuchen vorbei zu einer Lichtung. Er legte seine Hände in die frische Mulde. Die Spur endete hier. Auf den Blättern eines Frauenfarns glänzten rote Schweißtropfen. Das Blut war frisch. Er knickte ein Bündel ab und zerrieb es zwischen den Fingern.

Er war lange nicht mehr an diesem Ort gewesen. Er hatte ihn gemieden, versucht ihn zu vergessen. Etwas war an jenem Tag zwischen ihnen zerbrochen. Ihr Blick richtungslos in weite Ferne starrend. Er kannte diesen Blick von Soldaten, die aus dem Kampf zurückkehrten. Ein Blick voller Erschöpfung. Ein Blick, der das Innerste nach außen trug. Sie hatte sich ihm nie offenbart. Hatte geschwiegen und er ließ sie gewähren.

An einer Stelle der Böschung senkte sich der Boden ab, bildete eine Zunge, die bis zum Wasser führte. An dieser Stelle hatte sie gestanden. Die offenen Haare wehten ihr um das Gesicht. Ihre Manteltaschen voller Steine. Die Stille war so vollkommen gewesen, dass er sein eigenes Herz hatte schlagen hören. Als sei es überall, schlage in allem und für alles.

Er stieg die Böschung hinunter, verfolgte die Schweißspur, die sich im Wasser verlor. Der Fluss verengte sich an dieser

Stelle, machte eine Biegung, ein Teil des Stroms lief in einem Altarm aus. Die Ufer lagen wenige Meter voneinander entfernt. Er kletterte auf einen flachen Felsen. Von hier aus konnte er die umliegende Landschaft überblicken. Der Fluss, der sich durch das Tal schlängelte. Die Hütte von Gustav Rio. Der Wald. Avon könnte überall sein.

Weiße Schaumflocken trieben vorbei. Er setzte einen Fuß nach vorne und sprang. Wasser perlte von der gewachsten Hose. Die Strömung zerrte an ihm, während er die Ufer mit seinen Blicken absuchte. Vor Jahren hatte er auf einer Jagd in Schweden miterlebt, wie einer der Schweißhunde von einem Wolf gerissen worden war. Der Hund war nur seinem ureigenen Instinkt gefolgt, hatte sich auf eine heiße Fährte gesetzt und war tief in das Revier des Wolfs eingedrungen. Der Anblick des blutüberströmten Kadavers, den sie später am Tag auf einer Lichtung gefunden hatten, war ihm immer im Gedächtnis geblieben. Durch die Hitze war der Körper aufgedunsen, das sehnige Muskelfleisch, das unter dem zerfetzten Fell zum Vorschein kam, hatte sich violett verfärbt. Die Kehle zerbissen. Der Blick erloschen. Er überquerte den Fluss. Die alte Eiche überragte hier die Uferlinie, die Äste berührten fast das Wasser. Sie hatten auf den Riss im Stamm gezielt.

Karl Frühreichs Gesicht besaß die Form eines zusammengepressten Herzens. Die hohen Wangenknochen. Das breite Kinn. Die strichartigen Lippen teilten das Gesicht in zwei ungleich große Hälften. Dann die tief liegenden Augen, deren Iris keine zuordenbare Farbe besaßen. Der andere Mann, der hinter Karl gestanden hatte, besaß große Ähnlichkeit mit ihm. Mundpartie und Augen glichen sich auffallend. Dann sah er Margot vor sich. Ihr junges, wie gemalt wirkendes Gesicht vermengte sich mit den beiden anderen zu einer breiten Fratze, deren grobporige Haut mit schwärenden Wunden überzogen war, die Augenhöhlen schwarz und leer. Dann begann sich dieses Gesicht zu verändern. Nach und nach wurde es schmaler, schlanker, die Wunden schlossen sich, aus den Poren sprießten weißbraune Haare. Die Ohren wuchsen spitz nach oben, und in den eben noch leeren Augen leuchtete helles Grün. Es wurde das Antlitz eines jungen Fuchses. Nur die Lippen blieben die Lippen einer Frau, voll und rot, doch Bisch ahnte, dass sich hinter dem weichen Fleisch lange, scharfe Reißzähne verbargen.

Die Hintertür stand offen. Der Eimer mit den Pansen stand verschlossen im obersten Fach der Kühltruhe. Im Haus war es still. In seiner Manteltasche fand er die leere Wodkaflasche. Er ging durch die Diele und legte sich auf die Couch im Arbeitszimmer. Ihn überkam das Gefühl von Müdigkeit. Seine Glieder wurden schwer und warm.

Ich sehe mich selbst, nackt im Dreesch liegend. Meine Haut glänzt matt. Auf einem der Felder brennt ein großes Feuer. Der helle Schein flackert am Horizont. Ich hebe den Kopf, blicke auf die Tannen, die das brachliegende Feld begrenzen, ihre Kronen ragen dunkel und spitz in den Nachthimmel. Dann sehe ich den geöffneten Brustraum, ein schwarzes Loch dort, wo mein Herz sitzen, Blut durch den Körper pumpen sollte. Ich versuche, die Hände zu heben, aber da ist keine Kraft, kein Leben in den Muskeln. Das Scharren in meiner Brust klingt dumpf, ein leises, langes Geräusch, Knochen auf Knochen, dann kommt es näher, wird lauter, und ich spüre die Bewegung, als platze, verrutsche ein Organ.

Der letzte Rest Tageslicht war der Dunkelheit gewichen. Die Bilder des Traums verloren sich. Er fasste sich an die Brust. Sein Herz schlug schnell, pochte bis in die Ohren. Als er aufstand, schlug er mit dem Ellenbogen gegen die Wodkaflasche, die vom Beistelltisch fiel und auf dem Boden zersprang. Er setzte sich auf den Rand der Couch, knöpfte das Hemd zu und verschloss den Gürtel. Die Scherben knirschten unter seinen Stiefelsohlen.

Ihre Haut leuchtete im Mondlicht, das durch das Küchenfenster fiel. Er stellte sich hinter sie und streckte die Hand aus. Seine Finger berührten ihr Haar. Sie starrte aus dem Fenster. Die Schatten der Sommerlinde reichten bis zum Haus. »Gustav war hier.« Sie legte ihre Hand auf seine, die Finger fühlten sich kalt an. »Ich wollte dich nicht wecken.«

»Avon«, sagte Bisch und zog seine Hand weg. Er ging die Diele entlang. Er wartete noch einen Augenblick vor der Haustür, bevor er die Klinke hinunterdrückte.

24
KARL

Ich behalte ihn im Auge, weil ich die Hand in seiner Tasche sehen kann, wie er den Revolver umklammert. Die siebte Kugel, die macht, was sie will, und du brauchst keinen Mut, um 'nem Mann in den Rücken zu schießen. Musst ihm nicht mal in die Augen sehen. Der Körper fällt von alleine in den Dreck.

Über dem Hang, in der Senke, mein Haus, unser Haus. Verrottet, windschief. Ist wie mit der Erde – alles voller guter Geister, die du nicht mehr loswirst. In der Küche nehme ich das Einmachglas aus dem Kühlschrank. Der Schnaps ist eiskalt. Ich schraub den Deckel ab, trink einen Schluck. »Wie Vater den früher gemacht hat«, sag ich zu Thies, und er nickt und nimmt mir das Glas aus der Hand. Er sieht mich lange an, trinkt, sein Adamsapfel bewegt sich, und ich denke, das ist das Leben. Solange du trinken kannst, lebst du. Man braucht nur 'n scharfes Messer, dann ist es das Gleiche wie mit 'nem Schwein. »Gibt 'ne Menge Männer, denen es egal ist, ob sie 'ne Sache gut machen oder nicht, die's einfach machen, scheißegal, und gibt ein paar Männer, denen was wichtiger als Geld ist.«

»Heute Nacht«, sagt Thies, »holen wir das Geld, und dann siehst du mich nie wieder.«

»Bist zurück, weil du nicht weißt, wo du sonst hinsollst.«

»Ja, aber nichts passiert ohne Grund.«

»Kennst die Leute ja, die reden, wenn sie besser ihr Maul halten sollten«, sage ich. »Und Wasserfuhr, der greift grad tief in die Tasche, sind 'ne Menge Leute, die sich den Abschied von seinem Alten versüßen lassen, und wenn du genau hinhörst, weißt du, wer Besuch von ihm bekommen hat.« Ich nehme das Glas vom Tisch. »Wir lassen das wie 'n unglückliches Ableben aussehen – dreißig Jahre, dein ganzes beschissenes Leben lang, und dann wirste einfach so abserviert? Keine Sau interessiert sich noch für dich, kannst Einladungen für Beerdigungen sammeln, dir den Arsch abwischen lassen ... Und jeder weiß, da, wo es Waffen gibt, werden sie auch benutzt.«

Schritte im Obergeschoss. Der letzte Schluck. Brennen unter der Kopfhaut. Tausend Nadelstiche. Ich stell das Glas auf den Tisch und nehm eins der Felle in die Hand. Das Hirn macht sie geschmeidig, biegsam, fettet die Unterhaut, und da ist immer noch der Geruch von Rauch, das Feuer versiegelt die Gerbung, Kohle, Splinte und Mulm auf niedriger Flamme.

Thies geht. Seine Schritte auf der Treppe, dumpf, schwer. Die Tür knallt. Hass, das ist Hass, und das ist gut so, denn Hass ist immer ehrlich. Du kannst ihn nicht verstecken. Ich streiche über das Fell, über die tote Haut. Fleischfasern, Reste vom Gewebe kleben noch dran. Man kriegt nie alles ab. Sie versucht, leise zu sein, aber das schafft sie nicht, denn sie ist dafür gemacht.

Auf der Treppe bleibe ich stehen. Seit Jahren war ich nicht mehr oben, in keinem der Zimmer. Hier ist der Platz für die

Geister. Das alte, knarrende Bett, die fleckige Matratze – ich kann sie riechen, die Körper, den Schweiß, all die Säfte, die aus ihnen herausrinnen. Feuer und Hass und Verlangen. Tageslicht dringt durch Ritze in der Decke. Meine Schritte wirbeln Staub auf. Der Geruch der Jahrzehnte kommt zurück.

Die Tür steht einen Spalt offen. Sie liegen auf dem Bett, ihr Bein noch auf der Decke, Haut glatt wie Seide. Ihre Augen stehen offen, sie sieht mich an, ihr Blick leer, aber Dämonen schlafen nie. Frauen wie sie gleiten aus Kleidern und aus Betten, als sei es nichts – ein Fingerschnippen, eine harmlose Geste, ich spüre den kühlen Luftzug, den ihre Bewegung macht. Dann bleibt sie in der Diele stehen, kommt näher, die Oberschenkel nass, sie öffnet den Mund, ihr Atem auf meinen Lippen. Sie küsst mich, zwischen den Küssen lächelt sie, und da ist ein Schweißfilm auf ihrer Wange, ich berühre sie, streiche über die Haut. Meine Finger hinterlassen Spuren.

In der Kammer ist es dunkel und es riecht nach Paraffin. Ich zünde eine der Kerzen an, die letzte, die Dochte im flüssigen Wachs abgesoffen. Der Zinn 40 ist leer, aber ich will nichts trinken, ich brauche 'ne ruhige Hand. Das Fenster liegt westwärts. Felder, Schweinekoben, Scheunen. Als ich das Metallgitter öffne, wehen verwelkte Blätter und Zweige über den Falz. Ich atme ein. Eine große Krankheit kommt übers Land. Übrig bleiben wird nur Asche.

Ich warte, bis die Dunkelheit vollkommen ist. Die Kerze ist ausgegangen, das Wachs milchig. Thies sitzt auf der Treppe und raucht eine Zigarette. Die Glut erhellt sein Gesicht. Er trägt eine von Vaters alten Jacken, schwere Baumwolle, der Kragen abgesetzt aus schwarzem Cord.

»Der Admiral«, sagt er und steht auf. »Wenn ich abhau, fahr ich mit dem.« Er greift in die Innentasche seiner Jacke und zieht den Revolver heraus. Die Nagant ist klein, zierlich gebaut, mit einem schmalen, nach hinten gebogenen Hahn. Ich höre das mechanische Klicken, als er die Trommel in der Handfläche dreht. »Cuckoo«, sagt er und drückt sich den Lauf gegen die Stirn. Noch einmal: »Cuckoo«, und dann starrt er mich an, sein Blick so matt wie der von einem toten Tier. Für einen Moment steht alles still.

Der Hahn schlägt auf die Trommel.

»Cuckoo!« Er lacht, danach fällt seine Hand ins Leere.

»Gib sie mir.«

Thies hebt den Revolver hoch. »Warum? Traust du mir nicht?«

Ich umschließe den Lauf. Der Revolver gleitet ihm aus den Fingern. Dann öffne ich die Hintertür.

Gustav Rio kenne ich mein ganzes Leben lang. Einer von den Trinkern, die keine Grenzen kennen, immer zu viel reden. Die jedem ihre Geschichten erzählen. Einer, der auf die alte Weise leben und sterben will. Einer der letzten seiner Art. Gerade wie ein gutes Stück Holz. Im Fenster an der Rückwand seiner Hütte glost ein schwacher Lichtschein. Ich bedeute Thies mit einer Handbewegung, dass er sich hinter der Baumreihe verstecken soll. Er nickt und duckt sich hinter den Eschen. Kalter Schweiß im Nacken, als ich an die Tür klopfe. Das Klopfen ist dumpf und verhallt langsam. Noch einmal, diesmal stärker, dann höre ich lautes Husten. »Gustav«, sage ich. »Ich bin's, Karl.«

»Ja, Karl?« Ich höre an der verwaschenen Stimme, dass er gesoffen hat.

»Meine Kiste is' verreckt. Unten an der Straße. Ist was mit der Batterie, glaub ich. Gingen einfach die Lichter aus, jetzt steh ich da.«

Er öffnet die Tür einen Spalt. Ich sehe in sein unrasiertes, aufgedunsenes Gesicht. Er kratzt sich an der Wange, gibt der Tür mit der Schulter einen Ruck und stellt den Fuß davor. »Und? Was jetzt?« Seine Augen sind glasig. Er trägt nur eine verschlissene Unterhose.

»'s sieht verdammt nach Regen aus, und du ...«

»Jaja.« Er winkt ab und spuckt ins Beet vor der Hütte. »Scheiß Kabel ist im Verschlag da hinten. Und ich muss ja sowieso mit raus, sonst kommste ja doch nich' vom Fleck.«

»Kannste überhaupt noch fahren?«

Er zuckt mit der Schulter. »Kann dir doch egal sein.«

»Is' ja jut.«

»Karlchen«, sagt er und schüttelt den Kopf. »Jungejunge.«

Erste Regentropfen landen auf meinem Gesicht. Ich schnalze mit der Zunge und blicke in den Himmel.

»Zieh mir nur grad 'ne Hose an.« Gustav Rio schlägt die Tür zu, dann höre ich ihn drinnen poltern und fluchen. Als er die Tür wieder öffnet, trägt er einen verfilzten Schlapphut und einen alten Lodenmantel.

»Verdammte Scheiße, der Regen. Hätt's mal früher was gegeben.«

Ich nicke.

»Wenn dein Japse es nich' mehr tut, die Kisten sind sowieso der letzte Mist, kannste meinen Niva haben.«

»Meinste, 'n Russ läuft besser?«

»Was heißt besser? Für 'n schmalen Taler kannste den haben. Wenn dir deine eigene Kiste unterm Arsch verreckt, geht's doch nur darum – fahren oder laufen.« Er zieht sich den Hut tiefer ins Gesicht. »Oder? Schließlich kein Wunschkonzert hier.«

»Brauchst die Kiste ja bald eh nich' mehr.«

Er bleibt neben mir stehen, beugt sich nach vorne, eine fettige Haarsträhne klebt ihm über der Stirn. Sein Atem stinkt nach Zinn 40 und Zigarrenrauch. »Was weißt'n du davon, was ich brauch und was nich'?«

»Kennst das doch.«

»Was kenn' ich?«

»Man hört dies, man hört das.«

»Aber bevor man was hört, Karlchen, muss doch erst mal einer 's Maul aufmachen. Oder hab ich da was falsch verstanden?«

»Haste nich'.«

»Was willste mir damit sagen?«

»Nix, gar nix will ich sagen.« Der Regen wird stärker. Ich knöpfe den Mantel zu, will zum Verschlag gehen, als mich Gustav an der Schulter packt.

»Nee, nee, bleib mal schön hier, Karlchen. Und dann sagste mir gefälligst, von wem du da was gehört hast.«

Der Griff ist hart. Ich spüre die Kraft, die er in den Händen hat. »Du«, sag ich. »Von dir hab ich's gehört. Hast es mir selbst erzählt, unten beim Schergel, 'n paar Wochen her. Wie der Wasserfuhr hier rumstolziert is' und groß verzählt hat?«

Er sieht mich an und kneift die Augen zusammen. »Ich?«

»Ja, beim Schergel. Am Tresen haste gesessen, hinten in der Ecke. Weißte das nich' mehr?«

»Klar«, sagt er und lässt mich los. »Klar weiß ich das noch.« Der Regen lässt die losen Kaminbleche gegeneinander schlagen. Gustav sieht in den Himmel, stellt den Mantelkragen hoch und zeigt auf den Verhau. »Dann gehen wir besser mal.«

Er lehnt sich mit dem Körper gegen das Metallgitter, holt den Schlüssel aus der Manteltasche. Sein Atem geht schwer. Spucke läuft ihm übers Kinn.

»Komm, ich mach.«

»Is' gut, is' ja gut«, sagt er und hebt den Schlüsselbund hoch. Ich sehe, dass seine Hände zittern. Er rutscht am Schloss ab, murmelt »Scheiße«, versucht es noch einmal, die Schlüssel fallen in den Dreck. Ich bücke mich, hebe den Bund auf. Das Metall ist nass und kalt.

»Lass«, sag ich und klopf ihm auf die Schulter. Er brummt und macht einen Schritt zur Seite. Der Schlüssel hat Flugrost angesetzt, verhakt sich immer wieder im Zylinder. Als er einrastet und ich das Gitter aufziehe, weht mir Aasgestank entgegen. Auf dem Boden steht eine Kastenfalle, der Abfangkorb gleich daneben. Ein schmaler Körper mit buschigem Schwanz liegt auf den Drahtmaschen. »Hast 'n Marder vergessen ...«

»Kann sein«, sagt Gustav. »War lang nich' mehr hier drin.«

»Verkaufste die Felle noch an den Typen in Düsseldorf?«

»Ach was.« Er zieht Rotz hoch und zeigt auf ein Fach in einem der Kunststoffregale. »Da drin irgendwo, da liegen die Kabel, hol die mal raus, Karlchen, ja?«

Ich schiebe den Korb mit dem Fuß zur Seite. In dem Regalfach liegen alte Angelhaken, 9,3 mm Patronenhülsen und zerfranste Abschleppseile. Ganz unten finde ich ein verrostetes Überbrückungskabel. Die Plastikabdeckungen fehlen. »Gustav, hier isses, das Kabel, ich steck's ein.«

»Alles klar.« Er dreht sich um und geht los. Ich lasse das Gitter offen. »Dahinten steht der Lada«, sagt er und starrt über das Feld. »1700er Maschine. Großer Kühler. Hat noch keine Hunderttausend drauf. Nie gemuckt.«

»Der lässt einen nicht im Stich.«

Er nickt in Richtung der Dickung, die hinter dem Feld liegt. »In dem Wald gab's mal 'n weißen Hirsch. Jahrelang haben die Leute sich's Maul drüber zerrissen, aber gesehen hat ihn nie einer. Ich hab's auch nicht geglaubt. Und du weißt ja, was man sagt ...«

»Wer 'nen weißen Hirsch erlegt, stirbt danach.« Ich lasse das Kabel fallen, fasse den Revolver am Griff, schiebe den Finger vor den Abzug.

»Karlchen«, sagt er und bleibt stehen. »Mit deinem Auto, da is' doch gar nix, oder? Da is' alles mit in Ordnung.« Er nimmt den Hut ab und hält ihn an der Krempe fest. »Bist nich' wegen dem Scheißkabel da.«

»Nein, bin ich nicht.«

»Bist wegen was anderem da.«

Ich schweige.

»Hast du Gott eigentlich gefunden?« Der Mantel klebt nass und schwer an seinem Rücken. »In deiner Hütte am See?«

»Ich hab was gefunden, aber 's war nicht Gott.«

Er lacht leise.

»Der weiße Hirsch«, sag ich und ziehe den Revolver aus der Tasche. »Erzähl mir was vom weißen Hirsch.«

»Ich hab nie Zeitung gelesen, Karlchen. Nie. Aber ich weiß, die haben da drin geschrieben, dass einer den Hirsch gesehen hat. Alles Blödsinn. Den Hirsch, den hab nur ich gesehen.« Er legt den Kopf in den Nacken und schließt die Augen. Regen fällt auf sein Gesicht. »Und es war das Schönste, was ich je gesehen hab.« Seine Kieferknochen treten hervor. Ein Lid zuckt. Ich atme aus. Dann bricht der Schuss.

Das Mündungsfeuer blitzt in der Dunkelheit auf. Dünnes Blut läuft aus dem Loch in seiner Schläfe in den Mantelkragen. Er fällt auf die Knie, kippt langsam vornüber. Sein Gesicht versinkt in einer Pfütze, wo sich Blut mit Schlamm vermischt. Ich wische die Nagant mit dem Ärmel ab, öffne seine rechte Hand, biege die Finger auseinander, schiebe den Zeigefinger vor den Abzug. Sein Bein zittert. Ich warte, bis er ganz ruhig da liegt.

»Hab'n nich' lang.« Ich gehe an Thies vorbei in die Hütte. Auf dem Tisch zwei leere Flaschen Schnaps und eine Öllampe. Die Flamme flackert noch, der Docht ist runtergebrannt. Thies reißt die Schubladen am Nachttisch auf, wühlt in den Sachen, schmeißt alte Wäsche auf den Boden.

»Soll nich' aussehen wie 'n Bruch. Wir wollen nur das Geld.« Ich zeig auf das Feld. »'n Mann, der im Regen rausgeht und sich in den Kopf schießt, der räumt nicht vorher alle Schubladen aus.« Thies nickt und hebt die Sachen wieder auf.

Auf dem Herd ein Topf ohne Griff. Ich hebe den Deckel hoch. Wasser. Im Messerblock ein stumpfes Brotmesser. Ich ziehe es heraus, öffne mit der Klinge die Schranktür. Blechschüsseln. Tassen. Gabeln. Unter der Spüle Küchentücher voller Brandlöcher, in der Schublade eine Dose Schnupftabak, paar Zigarren. Ich ziehe eine aus der Plastikhülle und riech am Blatt. Dunkler Tabak, die haben was gekostet. Für 'ne besondere Gelegenheit, denke ich, und dann sehe ich, wie sich im

Schatten vor dem Fenster etwas bewegt. Mondlicht reflektiert auf nassem Metall. Ich reiß mir die Hand vors Gesicht. Schrot zerreißt das Fensterglas. Das Spannen des Hahns. Der zweite Schuss bricht, die Garbe zerfetzt noch mehr Holz. Stechender Schmerz in meinem Oberarm. Ruhe. Schritte. Regen. Die Tür der einzige Weg raus. Dreißig Meter bis zum Verhau. Dahinter die Dickung. Es ist dunkel. Ich sehe Thies an, nicke Richtung Tür, Blut läuft mir aus dem Ärmel, tropft heiß auf den Boden.

25

Bisch legt seine Hand auf das Blatt der Schlafzimmertür. Hinter dem schweren Holz hört er ihr Wimmern.

»Margot«, sagt er leise, dann noch einmal: »Margot.«

Er drückt die Klinke herunter. Die Tür ist abgeschlossen. Unten im Arbeitszimmer öffnet er das Fenster, legt den Drilling auf den Schreibtisch und nimmt eine Reinigungsschnur aus dem Schrank. Als er die Schnur durch die Läufe zieht, nimmt er den Geruch der Pulverrückstände wahr. Er hatte den Schuss gehört. Ein kurzer, trockener Knall, der in der Tiefe der Nacht verhallte. Dann die Silhouetten der Männer gesehen, die im Regen über das Feld zu Gustav Rios Hütte gegangen waren. Sie fühlten sich unbeobachtet. Sicher.

Er wischt den Schaft mit einem Tuch ab. Der Rucksack mit dem Geld liegt immer noch auf der Couch. Nur eine flache Erhebung am Rand des Feldes. Bisch hatte an ein erlegtes oder nach der Mahd verletztes Reh gedacht. Doch das Blut eines Menschen riecht anders. Der Körper wirkte klein, als sei er geschrumpft. Die Kugel war oberhalb des Wangenknochens eingedrungen, durch die linke Augenhöhle ausgetreten. Er sah auf den Revolver in Gustav Rios Hand, den gekrümmten Finger am Abzug. Ihre Stimmen drangen aus dem Inneren der Hütte. Sie sprachen so laut, dass er jedes

Wort verstehen konnte. Er zieht die Kordeln des Rucksacks auseinander, nimmt ein Geldbündel heraus. Er hatte ihre Schemen hinter der schmalen, verschmierten Fensterscheibe gesehen und gewartet.

Die Schrotgarbe durchschlug das Fenster. Glas und Holz zersplitterten. Er hörte den Aufschrei, wie der schwere Körper zu Boden ging. Danach Stille. Sie flohen durch den Regen, verschwanden im Wald. Er hatte auf sie angelegt, den feuchten, kalten Schaft an der Wange, doch sein Finger war gerade geblieben. Das Warten. Die Geduld.

Er stellt den Rucksack mit dem Geld in den Waffenschrank, lässt den Schlüssel stecken und zieht eine Holztruhe unter dem Tisch hervor. Auf dem mit Intarsien verzierten Deckel befindet sich eine Staubschicht. Er fährt mit dem Zeigefinger über die Kanten und öffnet den vergoldeten Spannverschluss. In einer flachen Pappschachtel liegen antike Schwarzpulver und Flobertpatronen, sorgfältig verpackt in Klarsichtfolien. Er nimmt die Schachtel heraus, stellt sie neben seine Stiefel. Auf dem Boden der Truhe Werkzeuge für das Wiederladen. Handladepresse. Waage für das Pulver. Kinetischer Hammer. Schieblehre. Matrizen. Seine eigene Munition hat immer präziser getroffen als jede in der Fabrik hergestellte. Er reiht die Werkzeuge nebeneinander auf, verschließt die Truhe wieder. Die Schenkel der Schieblehre zieht er so weit auseinander, bis sein Daumen dazwischen passt. *Niemand kennt eine Waffe besser als derjenige, der sie tagtäglich führt.*

Eine Blutspur führte von der Treppe über die Holzdielen bis vor das Fenster. Inmitten der Glasscherben hat er die Zigarren gefunden, die Gustav Rio mit ihm rauchen wollte. Für einen besonderen Moment, denkt Bisch und steckt sie sich in die Hemdtasche. Die Hütte wirkt kalt und verlassen. Auf dem Tisch der Umschlag mit dem Flugticket. Der Topf Sauerkraut. Keine Spur von Avon.

Sie haben über Geld geredet. Über die Abfindung, die Gustav Rio von Wasserfuhr kassiert hat. Bisch erinnerte sich an seine Worte. Er hob die Matratze aus dem Bettkasten und lehnte sie gegen die Wand. Eine Latte im Rost fehlte. Am Fußende stand der Rucksack mit den großen Außentaschen. Bisch erkannte ihn auf den ersten Blick. Gustav hatte diesen Rucksack oft auf gemeinsamen Ansitzen dabei gehabt, darin altmodische Thermoskannen, einen handgedengelten Flachmann und Extramunition transportiert. Er nahm den Rucksack und stellte ihn auf den Tisch. Der Regen wurde schwächer. Heute gibt es einen Namen für den Geruch, der nach Niederschlag auf trockenen Böden entsteht. Forscher können genau erklären, wie und durch was er zustande kommt. Er nahm den Umschlag mit dem Ticket vom Tisch, las die in schwarzen Lettern gedruckten Daten. Was hätte Gustav Rio zu seinem Sohn gesagt? Wie hätte er ihn begrüßt?

Er legt den Kopf in den Nacken und holt eine der Zigarren aus der Hemdtasche. Der Tabak verströmt einen Geschmack nach Erde, Leder und Holz. Für eine Weile tut er nichts anderes, außer kalte Züge zu nehmen. Er blickt auf die Geldscheine, die neben der Ladepresse auf dem Tisch liegen. Auf den Rucksack. Er hat den Männern gegenübergestanden. Ihnen in die Augen gesehen. In diesem Moment wird ihm klar, was die Männer für ihn geworden sind. Beute.

26

Thies schob die Klinge langsam tiefer in die Wunde. Karl biss auf die Zähne und sog scharf Luft ein.

»Hat dich ziemlich übel erwischt.«

»Hätte uns abknallen können wie räudige Hunde«, sagte Karl und nahm einen Schluck aus dem Einmachglas.

Thies drehte das Messer am Griff, Blut troff aus dem schartigen Gewebe. Dann fiel eine kleine, glänzende Kugel mit einem Klicken auf den Tisch. »An die anderen komm ich nich' ran.«

»Das bisschen Blei bringt mich schon nicht um.«

»Was hat der Jäger mitten in der Nacht da gemacht?«

Karl schüttelte den Kopf.

»Was du rauskriegst, kriegt der auch raus.«

Karl hob seine Hand und überkreuzte Zeige- und Mittelfinger. »Die beiden waren so.«

»Wenn's ums Geld geht ...«

»Nicht die beiden.«

Monique tupfte mit einem feuchten Tuch die Wundränder sauber. »Gibt 'ne Blutvergiftung, wenn du's so lässt.«

Thies wischte sich das Messer am Hosenbein ab. »War dein Vater jetzt auch noch Arzt oder was?«

»Wunden entzünden sich, Erreger kommen ins Blut, am Ende versagen die Organe.« Sie sah ihn an. »Um das zu wissen, brauchst du keinen Arzt als Vater.«

Karl nickte. »Ich glaube ihr.«

»Du glaubst ihr, ja ...«

»Die Wunde muss desinfiziert werden.« Monique wrang das Tuch über dem Spülbecken aus. »Du musst in ein Krankenhaus.«

»Nein«, sagte Karl. »Schusswunden dokumentieren die.«

»Ist beim Jagen passiert. 'n Unfall.« Thies zeigte auf den Waffenschrank in der Diele. »Warst draußen, irgendwie ist die Flinte losgegangen.«

»Steht die Schmier vor der Tür und will genau wissen, wie das passiert ist.« Karl tastete mit den Fingerspitzen über die Wundränder. »Einer von euch fährt zur Pollozek.«

»Die weiß, was zu tun is'?«

»Ja«, sagte Karl. »Mutter hat ihr vertraut.«

»Mutter ist tot ...«

»Die Alte hat ihr die Schmerzen genommen. Das haben die im weißen Kittel nicht hingekriegt.«

Thies nahm einen der Scherdegen in die Hand. »Ich hau nicht mit leeren Händen hier ab.«

»Hühner laufen ohne Kopf auch noch 'n paar Meter.« Karl zog eine Zigarette aus der Schachtel. »Der Jäger hat nur 'nen toten Mann gesehen, 'nen toten Mann mit Revolver in der Hand. Das Forsthaus an der Sommerlinde ist nicht weit weg, und jeder hier weiß, was mit dem Jäger los ist ... Dem sein Sohn ist vor paar Jahren an irgend 'nem verdammten Berg abgestürzt, und seitdem stimmt bei dem was nicht.« Er nahm einen Zug. »Wir haben 'n Schuss in der Nacht gehört und wollten nachsehen, ob alles in Ordnung ist. Wir sind gute Bürger, die sich umeinander kümmern.«

Thies stand auf, legte den Scherdegen neben das Einmachglas. Sein Blick streifte Monique. Er ging schweigend durch die Diele. Die Tür fiel ins Schloss. Der Motor des Admirals schepperte. Erstes Sonnenlicht fiel durch die Fensterscheibe.

Karl öffnete eine Schublade und nahm ein Baumwolltuch aus dem Fach. Er legte es zu einem Rechteck zusammen und tupfte die Wunde ab. Der Stoff sog sich voll. »Thies wird nicht wiederkommen.«

Sie legte ihre Hand auf seine Brust. Er schloss die Augen und streichelte sie sanft. Dann zerriss das Läuten des Telefons die Stille.

Das Telefon klingelte weiter. Schrille, harte Töne. Er ließ ihre Hand los, folgte dem Geräusch in die Diele. Das Telefon stand auf der Kommode unter einem Haufen alter Klamotten. Er legte den Finger auf den Hörer und fühlte die Vibrationen. Das Klingeln verstummte. Wieder Stille. Ihr Atmen, leise, fast wie ein Seufzen. Für einen Moment sahen sie sich schweigend an. Dann begann das Klingeln erneut. Diesmal hob Karl ab. Die Stimme am anderen Ende der Leitung überschlug sich, klang schrill, laut und hektisch.

»Ja«, sagte Karl, und dann, nach einer kurzen Pause: »Zehn Minuten.« Der Besetztton dröhnte aus der Sprechmuschel. Er drehte den Hörer um und legte ihn auf die Gabel. »Ist was passiert«, sagte er, ohne sich umzudrehen. Dann nahm er die Jacke von der Garderobe.

»Wir sehen uns nie wieder.« Ihr Gesicht spiegelte sich in der Scheibe.

Er blieb vor der Haustür stehen, starrte auf seine blutverschmierten Fingerknöchel.

Die Klinke war kalt und feucht.

27
BISCH

Der Habicht versteht nicht, warum es schneit. Er versteht, dass die neugierigsten Wühlmäuse den Kopf aus der Schneedecke stecken, um die im Sommer angelegten Futterdepots zu kontrollieren. Avon versteht nicht, woher die Wärme kommt, noch versteht er, wie sie entsteht. Doch wenn ich nur das erste Holzscheit in den Kamin lege, drängt er sich voller Erwartung zwischen meinen Beinen hindurch. Man muss nur die Zeichen deuten, die Spuren lesen können. *Fressen und gefressen werden.*

Die Schachtel mit den leeren Hülsen steht im Regal neben dem Waffenschrank. Ich stelle sie auf den Tisch, nehme eine Handvoll heraus. Die Hülsen hatte ich schon vor Monaten gereinigt. Das Messing glänzt noch immer. Alle Hülsen sind aus demselben Los, haben die gleiche Anzahl Schüsse hinter sich. Ich setze mich in den Sessel und öffne die Schreibtischschublade. Meine Fingerabdrücke verbleiben für einen Moment in dem weichen, nachgiebigen Leder. Ich nehme das Polaroid heraus und lehne es gegen das Geldbündel.

Sünder dürfen nicht auf die Jagd. Man muss keusch bleiben, um nicht den Groll der wilden Geschöpfe zu erwecken. Die Jagd ist ruhmvoll. Der Bär gilt als König der Tiere. Nachdem du ihn getötet hast, musst du ihm drei Tage lang fernbleiben. Der Erleger gilt als unrein, und er fürchtet den Geist des Tieres, der nach Rache trachtet. Man tut es aus Respekt, und man tut es, weil das mächtige Tier im Jenseits nichts von seiner Bedrohlichkeit verliert. Man versöhnt die Seelen, denn auch die Tierwelt kennt Blutrache.

Ich gebe Schmierfett auf das Kissen, rolle die Bürste ab, verteile das Fett gleichmäßig in den Hülsenkörpern. Die Hülsen sind durch Liderung perfekt an das Lager angepasst. Der Halter rastet in der Presse ein. Danach verschraube ich die Matrize, arretiere den Ring. Zündhütchen ausstoßen, Hülsenmund aufweiten. Nach dem Trimmen müssen die Hülsen entgratet und beschnitten werden, damit das Geschoss mühelos eingesetzt werden kann. Früher hat Marius neben mir gesessen, mit diesem Entgrater in der Hand, und ich habe ihm die Hülsen weitergereicht. Zuerst die Grate innen, gleich am Mund, danach das Werkzeug umdrehen, mit den außenliegenden Graten weitermachen. Er hatte geschickte Finger. Das Polaroid ist ausgeblichen. Bald wird immer mehr von ihm verschwinden.

Jede Patrone besteht aus den vier gleichen Komponenten: Zündhut, Pulver, Geschoss und Hülse. Ich nehme die Zündhütchen aus der Wendebox, setze sie mit dem Amboss nach oben in den Setzarm. Die Hülse wird aus der Matrize gezogen, senkt sich auf das neue Zündhütchen, wird in die Zündglocke gepresst. Ich dosiere das Pulver, wiege aufs Gramm ab, schütte es langsam durch den Trichter. Ich will ein schweres Geschoss, eines mit großer Tötungswirkung. Es soll eine tiefe Wundkaverne reißen, Organe zerstören, Schockwirkung verursachen. Rascher Blutverlust. Schneller Tod.

Jede Jagd sollte eine demutsvolle Andacht sein, eine tiefergehende Verbindung mit der Natur. Ein Stück Fleisch sollte am Feuer geteilt werden, damit die Kraft, die das Tier aufgewendet hat, um all die kalten Winter zu überleben, nicht einfach vergeudet wird. Ich will die Seelen versöhnen. Die Erinnerung ist eine grausame Sache. Sie zeigt mir, was gewesen, was nie wieder sein wird.

Das Messer steckt in einer Scheide aus gegerbtem Leder. Die Klinge habe ich selbst geschärft, langsam und sorgfältig, denn eine Schneide ist das wichtigste Werkzeug eines Mannes. Du kannst damit alles tun – einen Tierleib aufbrechen, Fleisch parieren, dein Leben verteidigen. Ich umfasse den Griff, setze die Klinge an, kerbe ein Kreuz in die Geschossspitze. Sieben Geschosse. Sieben Kreuze.

Das Telefon läutet. Das einzige Geräusch im Haus. Ich stelle die Patronen auf die Tischkante. Der Eigengeruch eines Menschen überträgt sich beim Laden einer Waffe. Eine Berührung mit den Fingern, das Halten des Magazins in der Hand reicht aus. Es ist ein schwacher Geruch, aber ein gut ausgebildeter Hund erkennt ihn.

28

Sie sitzt am Küchentisch und gießt den Rest Zinn 40 in einen Kaffeebecher. Das dünne, blonde Haar hängt ihr strähnig ins Gesicht. Ihr rastloser Blick sucht nach etwas, das auf dem Tisch liegt. »Hast du Zigaretten?«, fragt sie und öffnet die Hand. Ihre Hand ist groß wie die eines Mannes, mit breiten, knochigen Fingern und verhorntem Ballen. Karl nickt und senkt den Blick. Er greift nach der Schachtel Ernte 23 in seiner Hemdtasche und reicht ihr die Zigaretten. »Und du bist dir sicher?«

Sie öffnet die Schachtel, tippt mit der Zeigefingerspitze auf die Filter und zieht eine Zigarette heraus. »Ich weiß, was ich gesehen hab.« Sie zündet sich die Zigarette an, nimmt einen tiefen Zug. Ihre Stimme ist vom Rauch belegt, klingt leise, fast erstickt. »Der, der hat da … was soll ich sagen? An ihm … rumgemacht. Rumgemacht, ja. Das hat er.«

Karl atmet aus. Seine Mutter zieht an der Zigarette, der Tabak knistert, die Glut leuchtet kirschrot. »Aber ich, ich weiß nicht, Karlchen«, sagt sie dann und schüttelt den Kopf. »Vielleicht hab ich das ja doch nich' richtig gesehen, ich meine, manchmal, da denkt man, man hat was gesehen, aber dann war es was ganz anderes, oder?«

»Wo ist Leo?«

»Weg. Weiß nicht, wo.«

»Und Thies?«

Sie zuckt mit der Schulter und nimmt einen Schluck aus dem Becher. »Ich, ich hab das nich' gewusst, Karlchen«, sagt sie und gießt sich nach. »Keine Ahnung hatt ich, ich mein, hätt ich gewusst, dass der ... dann hätt ich doch nich' ...«

»Hör auf damit.«

»Musst du mir glauben ...«

»Hör auf!« Er greift über den Tisch und packt sie an der Kittelschürze. »Ich hab gesagt, du sollst damit aufhören.«

»Is' gut, Karlchen, is' ja gut.« Sie sieht ihn mit Tränen in den Augen an. »Du bist, wenn ich dich seh ... in deinem Blick, da seh ich das ... wie dein Vater.«

Karl lässt sie los. Er steht auf, blickt aus dem Fenster. Draußen brennt die Sonne. Die Hitze drückt alles Leben nieder. Seit Wochen warten sie auf Regen.

»Machst aber nix Schlimmes, oder? Hörst du? Das musst du mir versprechen, dass du nix Schlimmes machst, ja?« Sie streckt die Hand nach ihm aus. Karl schiebt sie zur Seite.

Im kühlen, dunklen Flur nimmt er die Schrotflinte aus dem Waffenschrank und packt ein paar Patronen in die Westentasche. Der Hof liegt still da. Er geht die Einfahrt entlang bis zur Straße. Die Erde ist ausgeblichen, voller tiefer Risse. Das Gras, das in einem schmalen Streifen an den Feldrändern wächst, verbrannt und platt getreten. Er beschirmt die Augen. Am Horizont Staubwolken und Hitzeflimmern. Die Flinte ist eine Verney Carron im Kaliber 12/70. Ein ausrangiertes Modell seines Vaters. Der Verschluss klackt, als er die Läufe mit einer wuchtigen Bewegung schließt. Er mag das Geräusch – kurz, knapp, hart. Er kippt die Läufe noch einmal ab, dreht die Patronen. Wieder dieses Geräusch. Er umfasst die Waffe mit einer Hand, lässt die andere nach unten sinken, geht langsam weiter. An der Abfahrt, die zum Gehöft des

Nachbarn führt, bleibt er stehen. Er geht über den Lehmweg weiter in den Schatten des Waldes, wo es kühler ist. Er hört das Knorren einer Schnepfe. Der Wald geht in eine flache Weide über. Der Zaun, der die Parzelle begrenzt, ist eingerissen. Verrosteter Stacheldraht hängt an morschen Holzpflöcken. Karl kann den See riechen – dumpf, abgestanden und brackig. Das Wasser glitzert quecksilbrig durch das Astwerk. Hellgelbe Blüten treiben auf der Oberfläche. Am Ende der Weide, neben einem platt getretenen Erdhügel, liegt ein toter Fisch. Seine Augen so klein wie Stecknadelköpfe. Der blasse Bauch aufgebläht, eine dünne Spur verwässertes Blut läuft aus den Kiemen. Die Schuppen glänzen in der Sonne wie feuchtes Metall.

Karl hört das Lachen durch den Wald schallen. Es ist das Lachen eines Mädchens. Schrill, fast wie ein Schrei. Er sieht noch einmal auf den Fisch, auf das dunkle, starre Auge. Dann geht er weiter. Ein Schwarm Mücken bewegt sich ruhelos. Ambrosiapollen haben sich in den Ästen verfangen, bilden an den Gabelungen dichte Klumpen.

Ihr Haar ist nass, liegt eng am Kopf an, das Sonnenlicht lässt es für einen Moment wie Feuer aussehen. Die glatte, helle Haut ist benetzt mit Seewasser. Sie hebt die Arme, wischt sich mit den Fingern Strähnen aus der Stirn, ihre Brüste wippen dabei, die Warzen dunkel und klein. Er denkt an das Fischauge, kalt, erloschen, ganz ohne Geheimnis. Sie lacht wieder, dann taucht ein Junge neben ihr auf. Zuerst sieht Karl nur einen Kopf, der aus dem Wasser ragt. Die schwarzen Locken reichen ihm bis auf die Schultern. Ein Schatten um Mund und Wangen. Sein Oberkörper ist schmal, aber sehnig und muskulös. Auf dem Brustbein ein Streifen krause Haare. Er legt eine Hand auf ihre Hüfte, zieht sie zu sich heran, drückt ihr einen Kuss auf die Stirn. Sie schließt die Augen, spitzt die Lippen, und er fasst sie mit beiden Händen, hebt sie hoch und schmeißt sie von sich. Ihre Haare wirbeln in dicken, nassen Strähnen um den Kopf, sie stößt einen spitzen Schrei aus, landet mit ihrem ganzen Gewicht auf der Wasseroberfläche. Tropfen bersten in alle Richtungen, Wellen schwappen ans Ufer, werden immer schwächer. Schließlich Stille. Ein Kormoran landet auf einem flachen Stein am Ufer, schüttelt sein Gefieder, verharrt unbeweglich.

Der Junge dreht sich um. Er blickt über das Wasser, lässt den Blick schweifen. Das Mädchen taucht lautlos hinter ihm auf, wartet einen Moment ab, lässt ihn sich in Sicherheit wiegen, dann springt sie ihn an, klammert sich an seinem Rücken fest, hält ihm die Augen zu. Karl duckt sich, geht den Waldrand entlang, bis er an das Uferröhricht gelangt. Er kauert sich hinter die Halme, beobachtet die beiden durch das Schilf hindurch. Die Sonne senkt sich ab, das Licht spielt mit den Farben, das Wasser erscheint heller. Sie küssen sich, und er sitzt da, hört das Geräusch ihrer Lippen, die sich sanft berühren, der Zungen, die im Mund des anderen versinken. Ihre Schritte teilen das Wasser, die Wellen branden durch das Röhricht, dringen bis zu ihm vor, schäumen über das Leder seiner Stiefel. Er spürt ein Zittern im Inneren, es läuft heiß durch seine Mitte. Er schließt die Augen, streckt die Hand aus, taucht die Fingerspitzen in das Wasser. Wieder ihr Lachen, doch diesmal klingt es anders, leiser, kürzer, heimlicher. Als solle es niemand anders hören, denkt er, dann drückt er einige Halme zur Seite, erkennt den feucht schimmernden Rücken des Jungen, sein Becken, das sich langsam auf und ab bewegt, die gespreizten Beine des Mädchens darunter, die Haut an den Innenseiten ihrer Oberschenkel weiß, ihr Haar eine lange, feine Linie auf dem grobkörnigen Sand.

Ihr Atmen erfüllt jede Pause. Nur noch Einatmen, Ausatmen, ein langes Seufzen, das sich zu einem Geräusch ergänzt. Der Junge, das Mädchen, das Wasser und die Sonne. Karl starrt auf die Tropfen, die von dem Rücken des Jungen rinnen. Das Gesicht des Mädchens ist durch den Oberkörper des Jungen verdeckt. Er steht auf und öffnet den Verschluss der Flinte. Die Läufe kippen mit einem schnappenden Geräusch ab. Er hebt die Flinte hoch, sieht über die Läufe auf das trübe Wasser. Dann geht er durch das Röhricht. Halme brechen. Jeder Schritt schmatzt.

Ihre Augen sind glasig, halb geöffnet, der Blick in den Himmel gerichtet. Sie vergräbt eine Hand im Sand, ihre Finger ziehen tiefe Rillen durch den Schlick. Der Junge bemerkt die Veränderung in ihrem Gesichtsausdruck und hält inne. Sein Atem schnell, fast erschöpft. Karl fasst die Flinte am Griff, reißt sie mit einem Ruck nach unten, die Läufe schlagen ins Schloss – das laute, mechanische Geräusch schreckt das Mädchen auf, ihr Blick wird ganz klar.

Der Junge sieht über seine Schulter, sieht Karl, der ein paar Schritte hinter ihm steht. Er blickt in die Läufe, zwei schwarze Löcher. Karl schiebt mit dem Daumen die Sicherung nach vorne, legt den Zeigefinger auf den Abzug. Der Junge stützt sich mit beiden Händen im Sand ab, das Mädchen immer noch unter ihm, den Oberkörper zur Seite gedreht.

»Mach weiter«, sagt Karl und senkt die Flinte ab. Die Läufe zeigen auf das Mädchen, die ihre Hände vor den Kopf nimmt, sich die Augen zuhält. Der Junge sieht sie kurz an, dann nickt er Richtung Karl und sagt: »Was willst du?«

»Mach weiter«, wiederholt Karl und hebt die Flinte an die Schulter, geht in den Anschlag. Der Junge schüttelt den Kopf. Karl

verlagert sein Gewicht, beugt den Oberkörper nach vorne, hält die Schultern gerade. Der Schuss bricht in der Bewegung. Der trockene Knall erschüttert die Stille. Das Echo verhallt über der Ebene. Der Kormoran hebt seine Flügel, ein Zittern durchläuft das schwarze Gefieder, dann kippt er ins Wasser. Der tote Körper treibt auf der Oberfläche, dreht sich langsam in kleinen Kreisen. Auf dem flachen Stein ein paar Spritzer helles Blut. Karl hebt die Brauen und richtet den Lauf auf das Mädchen.

Der Junge atmet flach, seine Oberlippe bebt. Karl macht einen Schritt auf ihn zu, blickt ihm in die Augen, sieht die flackernden Lider, die Angst, und lächelt. Dann drückt er ihm den Lauf gegen die Stirn, spürt, wie die Mündung durch das dünne Gewebe auf den harten Knochen stößt. Der Junge schluckt, ein Rinnsal Blut läuft aus seinen Nasenlöchern, tropft auf den Boden.

»Mach weiter.« Karl zieht den Lauf über Nasenbein und Lippen. Der Kopf des Jungen fällt kraftlos auf die Brust. Er sieht auf den vom Schrot zerfetzten Kormoran, der an das Ufer getrieben wurde, sich im flachen Wasser auf und ab bewegt. Er wischt sich mit dem Handrücken über den Mund, sieht dem Mädchen in die Augen, seine Schulterblätter senken sich ab, seine Stirn berührt ihre Wange, die Hände suchen im Sand nach Halt. Das Mädchen ist so still, dass Karl sie nicht einmal atmen hört, sie liegt unbeweglich da, der Körper erstarrt, ihre Fersen im grünen, sumpfigen Gras. Karl zählt die Rippen, die sich unter ihrer Haut abzeichnen, sein Blick verfolgt deren Schwingung, die in der Mitte des Brustkorbs in einer flachen Mulde endet. Der Junge legt sich auf sie, ein einzelner Tropfen Blut fällt dabei auf ihren Hals, vermischt sich dort mit den Tränen.

Karl wartet, bis sie ihre Augen öffnet. Die Iris ist dunkel, ein gelblicher Schimmer über ihrer Pupille, als würde sie von innen leuchten, als würde dort ein Feuer brennen. Doch ihr Blick ist ganz ohne Ausdruck, ein kaltes, leeres Starren. Er atmet ein, behält die Luft in den Lungen, sieht auf seine Hand, die den Lauf der Flinte hält, das Keuchen des Jungen, das leise, erstickte Schluchzen des Mädchens. In diesem Moment weiß er, dass er diese eine Wahrheit nie vergessen können wird. Er drückt die Flinte vor seine Brust, spürt den kühlen Lauf an der Schläfe, ein Schauer breitet sich in den Eingeweiden aus. Dann rennt er der Sonne entgegen. Er muss sich nicht noch einmal umdrehen. Er wird sich für alle Zeit an ihren Anblick erinnern, an das, was er aus ihrem Blick lesen konnte.

Hinter der Weide bleibt er stehen, sieht in die Tiefe des Waldes, geht langsam weiter, Schritt für Schritt in den Schatten, in die schützende Dunkelheit. Zwischen den eng stehenden Rotbuchen hängt dunstige Luft, er atmet ein, ist wach, so wach wie nie zuvor. Er legt die Flinte auf den Boden, stützt sich mit beiden Händen auf einem Baumstumpf ab. Sein Inneres zieht sich zusammen, die Knie beginnen zu zittern, ein heftiger Ruck geht durch den ganzen Körper. Scharfe, ätzende Hitze in seiner Kehle, Gallenflüssigkeit, die ihm gelb und zäh über die Lippen tropft. Er setzt sich auf den Waldboden und schließt die Augen. Er atmet langsam, spürt wie seine Lungen sich mit frischer Luft füllen. Kurz bevor er aufsteht, greift er mit beiden Händen in die Erde, gräbt mit den Fingern, nimmt den Geruch auf, der ihm einen kalten Schauer über den Rücken jagt.

Er rennt. Er sieht das Haus. Ruhig und verlassen liegt es zwischen dem Mais. Das Küchenfenster steht offen, Sonnenlicht scheint durch Löcher im Wellblechdach auf die Holzdielen der Veranda. Am Feldrand, auf dem schmalen Streifen, der den Mais vom Wald trennt, kauert eine Gestalt. Karl erkennt ihn an den hängenden Schultern, dem langen Hals und den blonden, strohigen Haaren. Thies sitzt stumm da, starrt in den engen Pass einer Rückegasse. Er sieht nicht auf, obwohl sich Karl sicher ist, dass er ihn gehört hat. Karl bleibt hinter ihm stehen, sieht auf den kleinen Körper, die dünnen Arme, aus denen spitz die Knochen ragen, die Schultern, die eng anliegen, flach abfallen. Er sitzt in einer seltsamen Position auf dem Boden, die Beine übereinandergeschlagen, die abgeschnittenen Jeans bis zu den Oberschenkeln hochgerollt. Die Haut dort ist weiß und ganz sauber, ein heller Streifen Fleisch, erst ab den Knien wird sie dunkler, ist von der Sonne gebräunt. Karl öffnet den Mund, riecht den eigenen Atem, schüttelt den Kopf. Da sind farblose Haare auf dem Nacken seines Bruders, sie zeigen alle in die gleiche Richtung, wie bei einer jungen Katze. Er starrt noch immer in die Rückegasse, den Blick auf einen verworfenen Erdhügel gerichtet. Karl stellt sich neben ihn, lässt den Schaft der Flinte auf den Boden gleiten und folgt seinem Blick.

Der Hügel liegt im Schatten der hohen Bäume, die Kronen bilden ein Dach, das Sonnenlicht erhellt nur einen schmalen Winkel. Karl kneift die Augen zusammen, erkennt die Reste des rot getünchten Fells, darunter die graue, verschorfte Haut. Die Räude hat den Fuchs so geschwächt, dass er wenige Schritte vor seinem Bau liegen geblieben ist. Karl schiebt den Schaft so an Thies' Schulter, das Holz und Haut sich berühren, doch sein Bruder starrt weiter auf den Fuchs, der sich langsam erhebt, ein Stück kriecht, danach wieder verharrt. Karl umfasst Thies' Nacken, seine Hand ist groß, die Finger so lang, dass sie den Kehlkopf berühren. Er spürt, wie sich die farblosen Haare aufrichten, spürt den Puls, die weiche, glatte Haut. Er greift hart zu, schleift Thies hinter sich her, sein Körper wird so schwer wie der eines toten Tieres.

Der Fuchs sieht sie aus mattgrünen Augen an, hebt müde die Vorderpfote, sinkt zurück auf den Boden. Die Räude hat das Fell zerfressen, nur auf dem Rücken stehen noch vereinzelte Büschel, Bauch und Kopf sind kahl. Karl lässt Thies los, blickt auf seine Hand, die feucht vom Schweiß seines Bruders ist. Für einen langen Moment passiert nichts. Die Brüder. Der Fuchs. Die Stille des Waldes.

29

Vom Mond war am graublauen Himmel nur noch eine Sichel erkennbar. Am Horizont das erste, schwache Licht. Dichter Nebel auf den Feldern. Bisch parkte auf dem Randstreifen und blieb hinter dem Steuer sitzen. Der Lkw war nach einer scharfen Rechtskurve von der Straße abgekommen, in den Graben gefahren und hatte sich mehrfach überschlagen. Beide Anhänger lagen seitlich umgekippt auf dem offenen Feld. Die Aufbauten waren der Länge nach eingedellt, die Metallflügel der Heckklappen nach außen gebogen.

Als Bisch die Fahrertür öffnete, hörte er das Quieken aus dem Inneren der Hänger. Ein fortwährendes, lang gezogenes Klagen. Er ging auf die Unfallstelle zu. Vor der Zugmaschine, die mit rauchendem Motorblock und laufender Kühlung in der Senke stand, kam ihm ein untersetzter Mann mit leuchtend gelber Warnweste entgegen. »Sind Sie Trenkenschuh?«

Der Mann nickte.

»Bisch. Sie haben mich angerufen«, sagte er und zeigte auf den Lastkraftwagen.

»Fahrer ist ’n Bulgare, spricht kaum Deutsch, hat aber zum Glück nix abgekriegt, außer ’nem Schock und paar Schrammen. Sitzt da drüben in meinem Wagen und beruhigt sich erstmal.«

Sie sahen auf ein paar gleißend helle Scheinwerfer, die in der Ferne auftauchten.

»Polizei und Feuerwehr unterwegs?«

»Dauert. Die kommen aus Siegburg.«

»Kreisveterinär?«

»Krieg ich keinen ran, aufm Amt ist noch keiner.«

Bisch hob die Augenbrauen. »Und von welchem Verein sind Sie?«

»Freiwillige Feuerwehr.« Der Mann blickte kurz zu Boden. »Ich bin von 'nem Bauern angerufen worden, der hier vorbeigefahren is' …«

»Schon gut«, sagte Bisch. »Wir kümmern uns um die Tiere, dann besorgen wir Ersatzfahrzeuge.« Er atmete tief durch. »Der wollte zur Schlachterei in Neuglück. Bei denen rufen Sie an, erklären die Sachlage. Und bei der Metzgerei in Vierheilig versuchen, der soll, wenn er kann, mit Anhänger und Bolzenschussapparat kommen.« Bisch klopfte dem Mann auf die Schulter. »Ich schau mir die Hänger an.«

Der Geruch von Öl und ausgelaufener Kühlerflüssigkeit hing in der Luft. Teile der Laderampe und Treibeschotten lagen in einiger Entfernung auf dem Gras. Ein abgerissenes Stück Leitplanke hatte sich durch die Seitenwand gebohrt. Er fasste auf das geriffelte Metall und sah durch den Riss in das Innere des Hängers. Zwischen Lüftungsbox und dem eingedrückten Heck klemmte ein mittelgroßes Schwein. Aus seinem Unterbauch ragte die Spitze einer Gitterstrebe. Das dunkle Auge des Tiers drehte sich noch in der Höhle. Bisch zog am Griff der Klappe. Der Rahmen hatte sich durch den Aufprall verzogen. Die Tür bewegte sich nicht. Er ließ den Griff los und ging bis zur Fluchttür an der Vorderseite.

Feuchte, mit Stroh verklebte Schnauzen drückten sich durch die hinteren Lüftungsschlitze, sogen gierig die kühle Luft ein. Wasser rann aus Beißnippeln über die Außenwand. Die Fluchttür ließ sich bis zur Hälfte öffnen. Beißender Gestank nach Kot, Blut und Ausdünstungen wehte ihm entgegen. Bisch stemmte die Tür mit der Schulter auf. Die Tiere waren während des Unfalls übereinandergestürzt, lagen schwer atmend da. Im Halbdunkel konnte er ihre verschmutzten Körper erkennen.

»Meine Güte«, sagte eine Stimme.

Bisch stellte den Fuß auf die Trittkante und sah über seine Schulter. Dirk Wasserfuhr steckte die Hände in die Manteltaschen.

»Sie hab ich hier nicht erwartet.«

»Ich hab's gehört, Metall auf Metall, da dachte ich, ich schau, ob ich helfen kann.«

Bisch blickte auf Wasserfuhrs Lederschuhe. »Bei so was will man eigentlich nie der Erste sein.«

»Sieht übel aus.«

»Die Heckklappe, da geht nichts mehr, wir müssen die Tiere hier rausholen.« Bisch zeigte auf die flache, mit Gras bewachsene Ebene vor den Hängern. »Dann brauchen wir was, womit wir ein Gatter bauen können – Holzlatten, Leitern, Gitterzäune.«

»In der Straßenmeisterei«, sagte Wasserfuhr. »Leitern und Zäune gibt's in der Straßenmeisterei.«

»Ist näher als die Feuerwehrstation.«

»Aber Vierheilig, das sind auch fast dreißig Kilometer.«

Bisch blickte in den Himmel. »Spielt keine Rolle, die Tiere da drin sind verletzt.«

Karl Frühreich kam langsam den Hügel herunter und blieb neben Wasserfuhr stehen. »Bin von dem Fritzen dahinten angerufen worden.« Er zeigte zurück auf die Straße. »Weil ich mit 'nem Bolzenschussapparat umgehen kann. Stand auf 'ner Liste, und wie das aussieht«, er nickte Richtung Hänger, »wird's wohl noch 'n langer Morgen.«

»Wir kümmern uns erst mal um die lebenden Tiere.«

»Ja, aber irgendeiner muss früher oder später da reinklettern und entscheiden, welche Sau weiterleben darf und welcher man besser das Licht ausbläst.«

Wasserfuhr wischte sich mit dem Handrücken über den Mund.

»Brauchst schweres Gerät, um überhaupt in den Hänger da reinzukommen.« Karl spuckte auf den Boden. »Und bis dahin ist die Hälfte der Viecher sowieso schon verreckt.«

Bisch drehte sich um und sah über den Hügel auf die Straße. »Ich kann nicht einfach hier so rumstehen und nichts tun.«

Trenkenschuhs Wagen, ein alter, rot lackierter Samurai, stand mit laufendem Motor vor der Böschung. Der junge Mann ging im Abblendlicht auf und ab, tippte auf das Display seines Mobiltelefons und hielt es sich ans Ohr. Als er Bisch die Straße überqueren sah, schüttelte er den Kopf und wählte erneut. »Der Metzger«, sagte er und blickte auf das Display, bis das Licht erloschen war. »Den hab ich erreicht. Der kommt mit 'nem Anhänger.«

»Im Schlachthof nichts?«

»Nein, ich versuch's die ganze Zeit.«

»Sind sicher an die zweihundert Tiere, das muss gut organisiert werden, sonst endet das im Chaos.« Er beugte sich nach vorne und sah durch das Seitenfenster in den Wagen. Umrisse eines Oberkörpers im Fond. »Wie geht's dem Fahrer?«

»Völlig fertig ist der ...«

»Wenn die Feuerwehr kommt, weisen Sie die ein, damit die loslegen können, ich fahre zur Straßenmeisterei und versuche, da irgendwas zu besorgen, aus dem man ein Gatter bauen kann. Wir müssen die Tiere, die eine Chance haben, trennen von denen ...« Er blickte Trenkenschuh in die Augen. Der Mann nickte schweigend.

Der Drilling lag auf der Rücksitzbank. Bisch zog den Mantel aus, legte ihn zusammen und verdeckte die Waffe damit. Als er die Fahrertür aufzog, legte Karl Frühreich ihm die Hand auf den Unterarm. »Ich komm mit.«

Karl sah auf die beiden umgestürzten Hänger. Bisch folgte seinem Blick. Von den Seitenwänden der Hänger stieg flüchtiger Dampf auf. Die Schreie der Tiere drangen verzerrt über den Hügel.

Karl ließ sich auf den Beifahrersitz fallen. »Der Junge ist bleich wie 'ne Wand geworden.«

Bisch startete den Motor. Vereinzelt landeten Regentropfen auf der Windschutzscheibe.

»Sich ein Leben nehmen, das ist keine kleine Sache.«

»Ja«, sagte Karl. »Aber im Grunde ist's nur eine Bewegung, mehr nicht.«

Bisch schaltete hoch und legte beide Hände auf das Lenkrad. Der Motor lief gleichmäßig ruhig. »Die Erde hier ist schon genug mit Blut getränkt worden.«

Karl blickte aus dem Seitenfenster.

»Von was kann man noch leben? Ich meine, leben *und* aufrecht gehen?«

»Nicht viel.«

»Am allermeisten hab ich die verdammten Gockel gehasst.« Karl lachte trocken. »Mein Alter hat mich wegen denen nachts ausm Bett getreten, dann musste ich die Nester auffüllen, Scheiße von den Stangen kratzen. Wenn du's nicht gut gemacht hast, gab's Senge – da fragt heute keiner mehr nach, waren alles gute Väter, die wollten immer nur dein Bestes.«

Bisch wendete den Blick für einen Moment von der Straße ab.

Karl strich sich durch den Bart und pfiff leise durch die Zähne. »Normalerweise haben wir das Geflügel weggebracht, zu 'nem Schlachter in Kaltriehl, ewig tot der Mann, aber mein Alter meinte, wär' an der Zeit, und ich wusste, der will mir jetzt 'ne großartige Lektion erteilen, also hab ich ihm das Beil aus der Hand gerissen, dem Gockel mit dem Stiel eine verpasst und ihn zum Klotz geschleppt. Später, beim Schergel, da hat mein Alter dann seinen Freunden ganz stolz erzählt, er hätt noch nie jemanden gesehen, der seinen ersten Hahn so schlachtet, ohne mit der Wimper zu zucken.«

Bisch starrte auf den Asphalt. »Betrunkene sagen meistens die Wahrheit.«

Dann fuhren sie schweigend weiter durch den frühen Morgen. Das aschfahle Licht ließ den Dingen ihre weichen Konturen. Nur in der Talsenke blieb die Nacht vollkommen. Hausdächer und Kirchtürme ragten aus dem Dunkel empor.

»Mein Vater hat mal einen Wurf Welpen bekommen«, sagte Bisch nach einer Weile. »Von einem guten Freund. Heideterrier, paar Wochen alt erst. Wollte eine Meute für die Jagd auf Schwarzwild zusammenbekommen. Ein Welpe hatte hellbraunes, fast rotes Fell. War der kleinste aus dem Wurf, den wollte ich und keinen anderen. Im Leben gibt's nichts umsonst, war seine Antwort.«

»Ich kenn' die Sprüche.«

»Gab da einen Fuchs, der ist überall rein, den hat nichts aufgehalten ...«

»Ja, Reineke ist nicht dumm.«

»Mein Vater kam an, drückte mir 'ne .22er in die Hand und zeigte mir einmal, wie ich sichere, wie ich repetiere ...«

»Heute würden se dich gleich in den Bau stecken, wenn du 'n kleinen Jungen mit 'ner Büchse durch die Gegend laufen lässt.« Karl schlug sich mit der Hand auf den Schenkel, fasste sich dann an den Oberarm und biss die Zähne zusammen. »Haste ihn denn erwischt?«

»Ja«, sagte Bisch. »Ja, das habe ich. Tagelang hab ich mir den Arsch platt gesessen – nichts. Dann kam er übers Feld. Hab ihn spitz von vorne getroffen.«

»Und hat dein Vater sein Wort gehalten?«

Bisch setzte den Blinker und bog auf die Bundesstraße ab. »Er hat mir einen Welpen geschenkt, aber nicht den, den ich haben wollte ...«

Karl klopfte mit dem Knöchel gegen das Armaturenbrett. »Du wusstest nicht, was sie mit den Schwächsten aus dem Wurf machen ...«

»Hat ihn vor der Regentonne liegen gelassen.«

»Ja, manchmal weiß man nicht, ob der Tod einen Sinn hat.«

Bisch hielt an einem Stoppschild, sah nach links und rechts, beschleunigte und sagte, ohne den Blick von der Straße abzuwenden: »Manchmal ist der Tod auch eine Gnade.«

Die Straßenmeisterei lag neben einer Autobahnbrücke. Eine gekieste Einfahrt führte zu einem zurückgesetzten, einstöckigen Backsteingebäude. Daran grenzten längliche, teils offen stehende Wellblechbaracken, in denen Material und Werkzeug gelagert wurden. Bisch fuhr auf den Vorhof und hielt mit laufendem Motor vor dem unbeleuchteten Backsteingebäude. Hinter den Baracken wuchsen Ginster und Traubenkirschen. Durch die schmalen Äste der Böschung schimmerten die Träger eines Rohbaus.

Bisch schüttelte den Kopf. »Wann haben die angefangen?«

»Ja, hat man gar nichts von mitbekommen. Man lebt sein Leben, und plötzlich ist alles anders.«

Die Männer sahen schweigend auf das Betongerippe.

»Wir können das hier und jetzt beenden«, sagte Bisch schließlich und legte beide Hände auf das Lenkrad. »Oder wir gehen nach Hause und versuchen damit zu leben.«

Einen Moment lang herrschte wieder Stille. Nur das Atmen der beiden Männer, ruhig und gleichmäßig. Dann lachte Karl tonlos und öffnete die Beifahrertür.

30

Thies hielt auf offener Straße. Die Wipfel der Bäume. Die Weiden und Gräser. Alles stand still. Im Fach der Mittelkonsole steckte eine Schachtel Ernte 23. In der Packung befand sich eine letzte, verbogene Zigarette. Er brach den Filter ab und steckte sie sich zwischen die Lippen. Tabak krümelte aus dem Blatt, als er ein Streichholz anriss.

Nach einem ersten Zug lehnte er sich in den Sitz und klappte die Sonnenblende herunter. Er betrachtete sich selbst in dem schmalen Spiegel. Er nahm einen Zug, schmiss die Kippe aus dem Seitenfenster und beobachtete, wie der Rauch in einer dünnen Säule vom Asphalt aufstieg.

Er fuhr weiter. Die Unebenheiten der Straße. Der vibrierende Unterboden. Ein metallisches Schlagen im Motorblock. Thies kannte den Weg. Das Tal war seine Heimat, die Wege seine Adern. Er hielt im Leerlauf vor der Hütte. Der Körper befand sich immer noch an der gleichen Stelle. Eine Erhebung am Feldrand. Aus der Entfernung nicht zu erkennen. Es könnte ein totes Tier sein. Ein abgestellter Müllsack. Auf der Bank vor der Hütte lag ein Haufen verschimmelter Kartoffelschalen. Daneben steckte ein Jagdmesser im rissigen Holz, die Klinge scharf und geschwungen. In den Bahnen des ordentlich abgesteckten Beets, das neben der Hütte angelegt worden war, wuchsen Zwiebeln und Karotten. An den Ecken in der Erde eingelassene Konservenbüchsen. Schnecken und Käfer schwammen tot im schal gewordenen Bier. Thies trat eine der Dosen um und zog die Klinge aus der Bank.

Die Schrotgarbe hatte die Fensterscheibe und Holzvertäfelung zerfetzt. Auf dem Boden vor ihm eine große Lache getrocknetes Blut. Thies bückte sich und streckte die Hand aus. Das Blut fühlte sich kühl an. Er stand auf und zog das Messer mit der Spitze über die Tischplatte. Das Geräusch machte ihm eine Gänsehaut. Sein Blick schweifte über Möbel und Küchenzeile. Als Erstes riss er die Matratze aus dem Bettkasten und suchte unter dem Lattenrost. Dann durchwühlte er sämtliche Schubladen, kippte den Inhalt auf einen Haufen. Alte Fotos. Getragene Wäsche. Unterlagen. Geschirr. Schweiß lief ihm über Stirn und Augen. Er sah auf die Furche, die das Messer in das Holz getrieben hatte. Ein sauberer Schnitt, so lang wie eine Elle. Er steckte das Messer in den Gürtelbund und trat auf die Stufen. Die Sonne stand hoch über den Baumkronen.

Er fuhr über den gewundenen Kiesweg, folgte der Straße entlang des Flusses. Das Haus lag hinter einer mannshohen Hecke. Er hielt auf dem Wiesenstreifen vor der Einfahrt und stellte den Motor ab. Sämtliche Fensterläden im oberen Geschoss waren verschlossen. Das Garagentor stand offen. Ein mattgrüner Werkzeugschrank. Eine alte Ledercouch. Mit Bettlaken abgedecktes Gerümpel. Im Küchenfenster brannte schwaches Licht. Er ging weiter bis zur Sommerlinde. Leere

Futternäpfe vor dem Zwinger. Hinter der Scheibe erschienen die Umrisse einer Frau. Deutlich erkannte er die schulterlangen Haare, die weichen Bewegungen. Er fasste an den Griff des Messers, das unter seinem Hemd im Gürtelbund steckte. Dann ging er auf das Haus zu.

Er blickte durch das braune Milchglas. Er klopfte. Sie erschien nach einem Augenblick in der Diele. Sie trug Jogginghosen und ein weißes T-Shirt, darüber einen Morgenmantel, der ihr ein paar Nummern zu groß war. Sie blieb stehen und legte eine Hand auf das Glas. »Ja?«

Thies beugte den Oberkörper leicht nach vorne. »Ist Ihr Mann vielleicht da?«

Sie schüttelte den Kopf. »Worum geht es?«

»Ich, ich bin ein Freund von Ihrem Sohn, Schule und so, und da dachte ich …«

Sie nahm die Hand vom Glas, fuhr sich langsam durchs strähnige Haar. »Haben Sie was von ihm gehört?«

»Nein, nein, ich hab nichts von ihm gehört, tut mir leid, ehrlich«, sagte er und nickte Richtung Einfahrt. »Ich war heut' früh am Fluss, bei den Fischerhütten, und da dachte ich …«

Sie starrte ihn einen Moment lang an und griff dann nach einer Wolljacke, die an der Garderobe hing. »Warten Sie«, sagte sie und legte sich die Jacke um die Schultern.

Thies machte einen Schritt zur Seite, als sie die Haustür öffnete. Die Frau wirkte klein und gebrechlich. Sie sah ihm ins Gesicht, danach auf die schlammverkrusteten Stiefel.

»Ich hab nur was an den Hütten zu tun gehabt.«

»Sie sind auch aus der Gegend?«

Thies lächelte. »Ja, das bin ich.«

Sie nickte. Sie knöpfte sich die Jacke zu. Als er nach dem Messer griff, senkte er den Blick und sah auf ihre nackten Füße.

31

Bisch verfolgte mit seinen Blicken den Weg bis hinter das Backsteingebäude. Karls Schritte hatten keine Spuren hinterlassen. Er kurbelte das Seitenfenster herunter. Die Luft war immer noch kühl.

Als er ausstieg, ließ er die Wagentür offen stehen und nahm den Mantel von der Rückbank. Der Himmel hatte sich rot glühend verfärbt. Bisch dachte an die Schweine, die verletzt im Dunkel der umgestürzten Hänger lagen. Sie spürten den nahenden Tod. Wie sich der Blick verändert, der Körper ruhig wird, sich nicht mehr dagegen wehrt. Im letzten Moment liegt immer auch Frieden. Dann dachte er an Gustav Rio – sein letzter Moment der kurze, grelle Blitz des Mündungsfeuers. Er kippte die Läufe des Drillings ab und griff nach den Patronen in seiner Manteltasche.

Der lose Kies knirschte unter seinen Sohlen. Er hielt die Waffe im Anschlag, den Finger auf den Abzug gelegt. Die Brandschutztür des Backsteingebäudes war mit einem schweren Vorhängeschloss zugesperrt. Bisch berührte das Türblatt mit der Stiefelspitze. Die Schlosskette schwang mit leisem Klicken gegen das Metall. Auf der gemauerten Schwelle neben der Hauswand war Signalfarbe ausgelaufen, die Spritzer matt und verblasst. An der Hauswand wuchs Efeu, die blassgrünen, feuchten Blätter überdeckten den zerbröckelten Stein und die leeren Fugen. Ein verlassenes, halb zerfallenes Bienennest hing unter dem Firstbalken.

Neben dem Gebäude verrosteten ausrangierte Leitplanken und verbogene Rohrflanschen im braunen Gras. Alte Paletten stapelten sich übereinander. Die Deckbretter dunkel und verwittert. Bisch wischte mit dem Lauf einige Äste zur Seite, bahnte sich seinen Weg durch die Reihe junger Birken. Hinter der Böschung öffnete sich die Landschaft. Die flach abfallende Treppierung mündete in einer gerodeten Senke. Containerbauten und Dixi-Toiletten standen in einer langen Reihe nebeneinander. In den Gassen lagerten Schweißbahnen, Eisenmatten und in Folie verpacktes Material. Mehrere Bagger, Betonmischer und Walzen parkten vor einem großen, aufgeschütteten Haufen ungewaschenen Sands. Im Hintergrund ragte der Turm eines Krans in den Himmel. Auf der ganzen Baustelle war kein Mensch zu sehen. Alle Gebäude und Fahrzeuge wirkten verlassen. Bisch sah auf seine Armbanduhr. Die Zeit verschwamm zu einer undeutlichen Erinnerung.

Über eine schmale Grasnarbe ging er den Hang hinab. Die Baugrube erstreckte sich über ein weitläufiges Areal in der Mitte des Tals. Das mächtige mit Bewehrungseisen verschalte Fundament lag mehrere Meter tief in der Erde. Der Geruch von Zement und Bitumen lag in der Luft. Jeder Schritt ließ feinen Dunst aufsteigen. Die Tür einer Toilettenkabine bewegte sich mit knarrenden Scharnieren im Wind. Er sah über die Laufschiene des Drillings. Das Korn zeichnete sich scharf vor der Kunststoffwand der Kabine ab. Durch den Türspalt fiel Licht in das Innere. In einer Urinpfütze lagen Zellstoff und die zerrissenen Seiten einer Hochglanzillustrierten. Bisch öffnete die Tür mit der Stiefelspitze. Die Kabine war leer. Er presste den Schaft an die Schulter. Wind blies ihm in die Augen. Er schmeckte Tränenflüssigkeit an den Lippen. Sein Blick wurde langsam wieder klar. Kalter Schweiß lief ihm die Wirbelsäule hinab. Er hörte sein eigenes Herz schlagen, sah auf den Finger, der auf dem Abzug lag. In der Nagelfalz getrocknetes Blut.

Er folgte den frischen Spuren im Sand. Von den Schotterhaufen neben der Baustellenzufahrt setzte sich körniger Dunst ab. Der Turmkran warf lange Schatten. Die Streben des Tragwerks verschwanden im gleißenden Sonnenlicht. Das Metall schien zu glühen. Eine schreiende Elster schwang sich von einem der Bagger in die Lüfte. Seine Schritte wurden schneller.

Karl Frühreich wurde durch die Wucht des Geschosses von den Füßen gerissen. Der Schuss hatte die Schulter getroffen, ein schwarzes Loch in den Körper gerissen. Gewebefetzen lagen im Sand. Blut pumpte aus der Wunde. Ein Arm stand in seltsamem Winkel ab, die Elle lag auf der Wange, Handfläche nach außen gedreht. Bisch wollte die erloschenen Augen sehen, drehte den Körper mit dem Gewehrlauf auf den Rücken. Dann ein kurzer, heftiger Schmerz unter seinem Rippenbogen. Er senkte den Blick und sah auf das Messer, dessen Klinge durch die Weste ins Fleisch gedrungen war. Blut fiel in langen, zähen Tropfen vom Griff auf den Schotterboden. Der Stahl war eiskalt.

Karl Frühreichs Augen waren leer. In den Mundwinkeln ein unregelmäßiges Zucken. Er drehte die Klinge mit letzter Kraft. Der Schnitt wurde zu einem langen, roten Strich, aus dem die lehmfarbenen Gedärme quollen.

Bisch spürte feinen, hellen Schmerz, der bis unter die Schulterblätter strahlte. Aus seiner Kehle entwich leises Stöhnen. Er konnte sich selbst riechen. Ein säuerlicher Gestank, der ihn an zersetztes Aas erinnerte. Die Wunde wurde zur heißen, pulsierenden Mitte seines Leibs. Er sog Luft ein, jeder Atemzug begleitet von einem heiseren Pfeifen. Tief aus den Eingeweiden kroch ein metallischer Geschmack auf seine Zungenspitze. So schmeckt der Tod, dachte er, und dass jedes Tier um die eigene Vergänglichkeit weiß.

32

Sie geht durch die Räume. Staub rieselt von der Decke, schwebt durch die Luft. Es riecht nach Lavendel, Tierfett und kaltem Rauch. Sie schließt die Augen. Ihr Herz macht einen doppelten Schlag.

Sie öffnet die Tür zur Kammer unter der Treppe. In dem engen, niedrigen Raum ist es warm, die stickige Luft schwer zu atmen. In der Mitte der Matratze hat sich eine Kuhle gebildet, darin verwehter Sand und trockene Laubblätter. Der Abdruck eines Körpers in den Decken. Sie kriecht auf allen vieren, streckt sich aus, vergräbt die Nase zwischen den Kissen. Tief saugt sie den Geruch ein. So riecht der Körper eines Mannes: nach Schweiß. Nach Alkohol. Nach verletztem Stolz. Seine Seele ist aus den Poren getreten und durch die Laken getropft. Ein Destillat der Erde und des Fleisches.

Sie dreht sich auf den Rücken und sieht aus dem Fenster. Sonnenstrahlen zerreißen die Wolkendecke. Sie schließt die Augen. Es fällt ihr leicht, sich das Glück vorzustellen, nach dem die beiden Brüder so vergeblich suchen. Der Wind weht gegen das Gitter des Fensters. Die Scharniere knarren leise. Sie legt ihre Hände auf die Decke, dreht den Kopf zur Seite und öffnet die Augen. Vor der Matratze, auf der Schwelle der

Fußleiste, liegen kleine, dunkle Kugeln. Sie berührt eine der Kugeln mit der Fingerspitze, die weiche Masse gibt nach. Der stechende Geruch erinnert sie an eine giftige Chemikalie, aber sie weiß, es ist Mäusekot. Sie steht auf und lässt die Tür zur Kammer offen.

In der Küche bleibt sie vor dem Tisch stehen. Sie betrachtet die mit Fett überzogenen Klingen, nimmt eines der Messer in die Hand. Es fühlt sich an, als sei es ein Teil ihres Körpers. Sie drückt die Spitze in das Gewebe des Unterarms, bis ein kleiner, roter Punkt entsteht. Dann wischt sie die Klinge am Hosenbein ab und steckt das Messer zurück in die Lederscheide. Bevor sie das Haus verlässt, bleibt sie in der Tür stehen. Trockene, staubige Luft, ein unablässiges Strömen aus dem Inneren. Sie tritt auf die Veranda. Stille liegt über dem Tal. Das Sonnenlicht wärmt die Erde. Der Horizont erscheint weit.

Die Berge, die das Tal umgeben, bauen sich aus Millionen Jahre altem Trachyt auf. Das Gestein ist Teil eines großen, erodierten Vulkans. Sie beschirmt ihre Augen, sieht die Hänge hinauf, wo das Licht klar ist. Sie erinnert sich an die Stimmen aller Singvögel, die sie jemals gehört hat. Das Erscheinen eines Vogels kündigt den Tod an. Der Himmel ist leer.

Sie folgt dem Schotterweg bis zur Straße, geht Schritt für Schritt auf dem ausgeblichenen Mittelstreifen weiter. Die Luft, die über dem Asphalt liegt, ist kühl. Sie spürt sie an den Fesseln, wie sie unter dem Stoff ihre Beine hochkriecht. Sie kann die Häuser in weiter Ferne erkennen. Dächer mit roten Ziegeln. Die Wände weiß gekalkt. Aus den Schornsteinen wabert dünner Rauch. Sie hört ein Rascheln im Weidegras. Seine

Flanke berührt ihr Bein. Er leckt über ihren Handrücken. Ihre Blicke treffen sich. Der Hund bellt. Er kennt den Weg.

Sie folgen einem Pfad in ein dichtes Waldstück hinein, gelangen auf eine Schotterstraße. Die Erde ist hell und flach getreten. Die Sommerlinde wirft Schatten auf die Einfahrt. Das Haus liegt ruhig da. Sie sieht den Körper, der hinter einem der Blumenkübel liegt. Die Arme eng am Körper anliegend. Das Gesicht von Haarsträhnen verdeckt. Der Hund verharrt vor der großen, dunklen Lache. Das Blut ist in die Fugen geronnen, bildet ein Muster auf dem Asphalt.

Die Tür steht offen. Sie hört sein Fluchen. Etwas Schweres fällt zu Boden. Sie geht durch die Diele weiter in das Innere. Der Wahnsinn ist keine Idee des Teufels. Sein Gesicht ist feucht vom Schweiß. Er steht inmitten von Dokumenten und Büchern. Die Schreibtischschublade herausgerissen. Er hebt den Kopf und sieht sie so an, als würde er sie nicht kennen. Sie geht auf ihn zu, legt ihm die Hand auf die Brust, spürt die Hitze, die von ihm ausgeht. Sie zieht das Messer aus der Scheide. Die weiche Haut über dem Adamsapfel gibt nach. Blut ergießt sich aus dem Schnitt. Er fasst sich an den Hals, betrachtet seine Finger und schüttelt den Kopf. Er versucht, etwas zu sagen, doch aus seinem Mund dringen nur rot schimmernde Sauerstoffblasen. Sein Blick wird ziellos. Die Augen verlieren den Glanz. Er sackt auf die Knie. Im Haus wird es still.

Sie steigt über den Körper hinweg. Der Hund drängt sich an ihr vorbei. Sie folgt ihm. Sie bleibt vor der Frau stehen. Ihre Pupillen erstarrt. Große, schwarze Löcher. Der Morgenmantel zerrissen. Der Hund leckt Blut vom Asphalt. Dann geht sie geht zurück ins Haus und bleibt in der Küche stehen. Der Kühlschrank summt leise. Auf dem Tisch eine halb volle Flasche Rotwein. Sie zieht den Korken aus dem Hals und trinkt einen Schluck. Der Wein läuft ihre Kehle hinab. Eine Krähe landet auf der Wiese vor dem Haus. Sie klopft gegen die Scheibe. Der Vogel rührt sich nicht.

Sie geht durch jedes Zimmer im Haus. Sie nimmt den letzten Schluck Wein und stellt die Flasche auf einer Stufe ab. Der Griff des Waffenschranks ist schwergängig. Die Tür öffnet sich geräuschlos. Zwischen den Gewehren eine Nylontasche, die Kordeln zur Hälfte zugezogen. Sie schiebt ihre Hand ins Innere. Die Scheine fühlen sich steif und glatt an. Sie stellt die Tasche auf den Schreibtisch, streicht über den Lauf einer Büchse. Das Metall ist ölig. Sie hebt die Waffe aus der Halterung und nimmt die Tasche in die andere Hand. Beides wiegt gleich viel. Ganz langsam lässt sie den Schaft auf die Kacheln gleiten und lehnt die Waffe gegen die Tischplatte. Der Hund wartet in der Diele.

Besuchen Sie uns im Internet:
www.ullstein.de

MIX
Papier
FSC® C014496

ISBN 978-3-550-05075-6

Umschlaggestaltung: Niklas Schütte | Grafik & Illustration
Titelabbildung: iStock / clu
Satz: LVD GmbH, Berlin
Gesetzt aus Scala und Franchise
Druck und Bindearbeiten: GGP Media GmbH, Pößneck